Helga Föger

Die neue Monddiät

Zeichenerklärung

Neumond

Zunehmender Mond

Vollmond

Abnehmender Mond

Widder

Stier

Zwillinge

Krebs

Löwe

Jungfrau

Waage

Skorpion

Schütze

Steinbock

Wassermann

Fische

Feuertrigone

Erdtrigone

Lufttrigone

Wassertrigone

Mondtabellen im Anhang

Die Uhrzeit vor dem Zeichen bedeutet:
Der Mond tritt zu diesem Zeitpunkt in das abgebildete Tierkreiszeichen ein.

Die Uhrzeit hinter dem Zeichen bedeutet:
Der Mond tritt zu diesem Zeitpunkt in das darauf folgende Tierkreiszeichen ein.

Helga Föger

Die neue Monddiät

Gesunde Ernährung im Einklang mit der Natur

HEYNE
LUDWIG

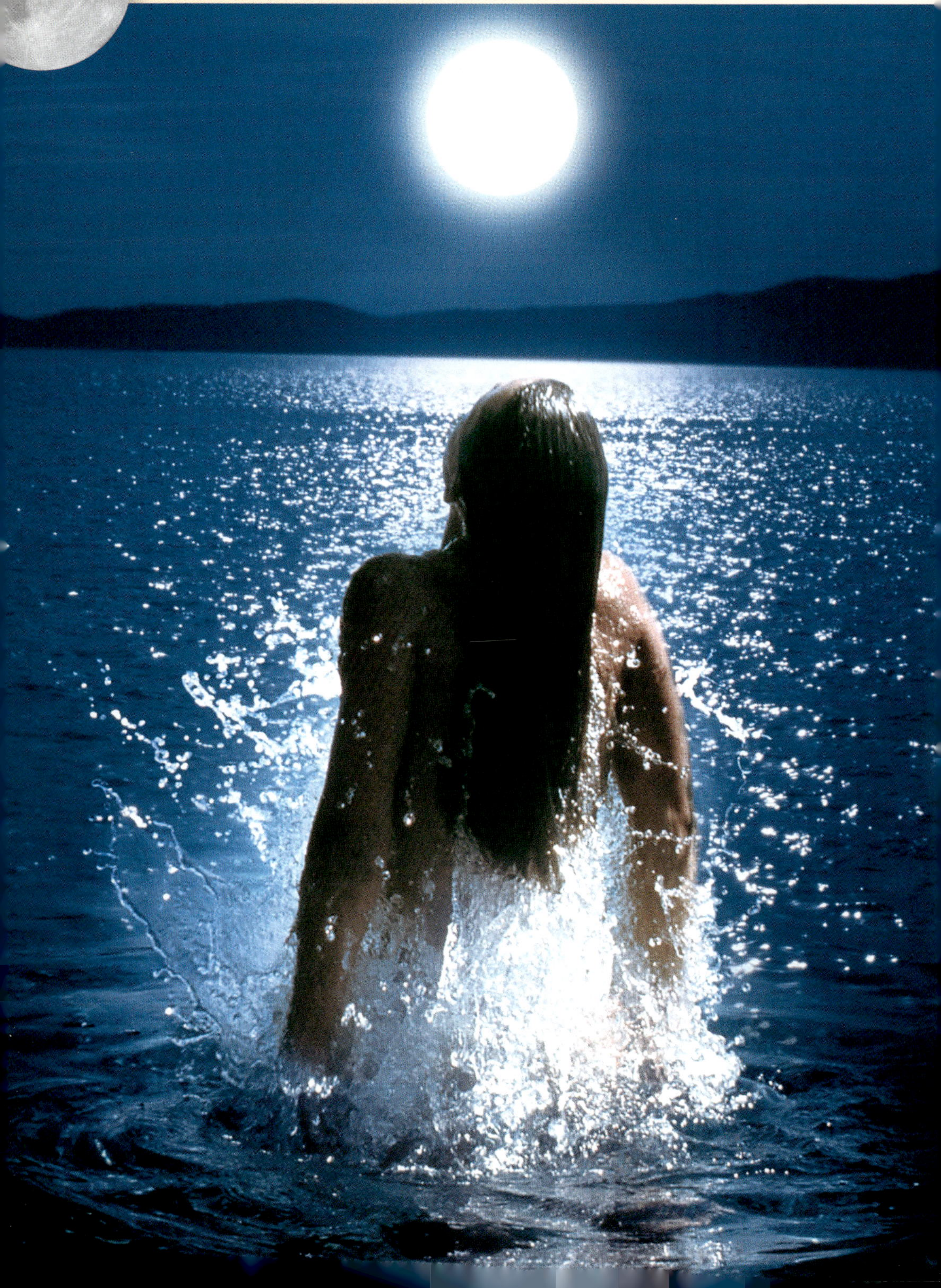

Inhalt

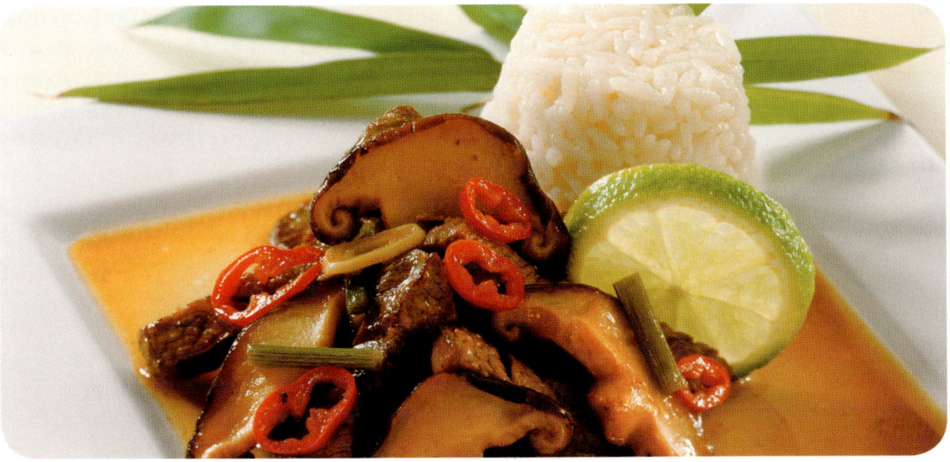

Liebe Leserin, lieber Leser

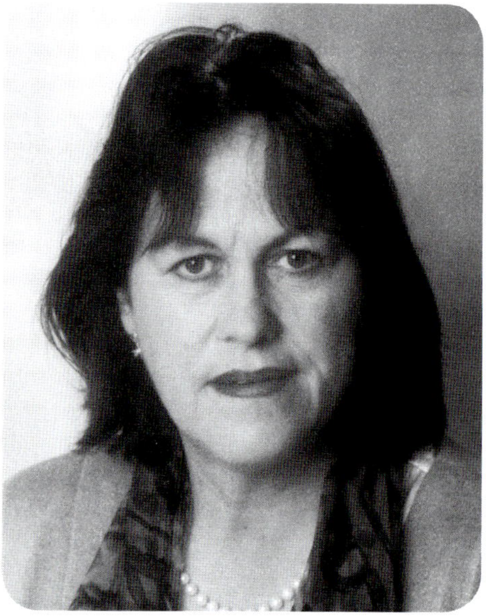

Die Buchhandlungen sind voll mit den unterschiedlichsten Diätratgebern. Bei Google finden Sie zurzeit etwa 879.000 Eintragungen in Sachen Diät. Es vergeht kaum eine Woche, ohne dass irgendeine Zeitschrift diesbezüglich wieder die heißesten Tipps an die Frau oder den Mann bringen möchte. Und jetzt auch noch diese Publikation – werden sicher einige raunzen! Warum also mein Beitrag zu diesem Thema?

Ganz einfach: Viele der typischen Schulen, Ansätze oder auch nur Tipps, die einen Weg zur richtigen Ernährung aufzeigen wollen, sind zu einseitig oder sogar widersprüchlich. Zu einseitig, weil sie sich nur mit Methoden befassen, wie man möglichst schnell schlank werden kann, oder weil sie eine bestimmte Ernährungsweise idealisieren und die anderen geradezu verteufeln.

Nur relativ wenige Veröffentlichungen beschäftigen sich mit einem gesamtheitlichen Ernährungsprinzip, das nicht nur am schnellen Purzeln der überschüssigen Pfunde interessiert ist, sondern vor allem eine gesundheitsfördernde Ernährung in den Vordergrund stellt.

Und geradezu verschwindend ist die Zahl derer, die das eigentlich Naheliegendste versuchen: zu betrachten, welchen rein natürlichen Einflüssen der menschliche Körper Tag für Tag unterliegt und was daraus für eine gesunde Ernährung zu schließen ist. Denn der Mond hat auch in diesem Zusammenhang größeren Einfluss auf unser Leben, als den meisten bewusst sein dürfte.

Ganz natürliche Einflüsse

Genau das soll in diesem Buch zum ersten Mal wirklich umfassend behandelt werden! Sie erfahren sehr präzise, in welcher Mondphase man eher zunimmt, entschlackt, entgiftet oder abnimmt. Und Sie werden darüber informiert, bei welchem Mondstand welche Nahrungsmittel die Gesundheit födern bzw. Risiken mindern oder bei Gebrechen effektiv helfen können.

Mondwissen damals und heute

Die Lebensführung insgesamt, aber ganz besonders die Ernährung ist unbestritten ein wichtiger Beitrag zur Gesundheit. Und diese wiederum ist das wertvollste Gut überhaupt – das haben die Menschen schon immer gewusst. Bereits seit Jahrtausenden ist allerdings auch bekannt, dass der Mond nicht nur auf die Pflanzenwelt, sondern auch auf den menschlichen Körper wirkt.

Der Ursprung der Erkenntnisse in diesem Themenbereich war sicher die Beobachtung, dass der Menstruationszyklus vom Mond bestimmt wurde. Bald fanden sich noch andere Zusammenhänge zwischen Mondphasen, Mondstand im Tierkreis und wichtigen organischen Rhythmen, die sowohl für körperliche Entwicklung und Gesundheit als auch für besondere körperliche Belastungen und Krankheiten bedeutend sind.

Daraus wurden in Antike und Mittelalter dann einfache Verhaltensweisen abgeleitet, die man sich in der Naturmedizin jener Zeiten zunutze machte. Aber auch die heutige Medizin kommt an diesen Erkenntnissen nicht mehr vorbei, weil trotz großer Fortschritte den modernen Naturwissenschaften immer noch und immer wieder Grenzen gesetzt sind. So beziehen mittlerweile nicht nur immer mehr Homöopathen und Heilpraktiker das Wissen von den unterschiedlichen Mondeinflüssen in ihre Therapien mit ein.

Was bedeutet »neue Monddiät«?

Durch Vermittlung dieses Mondwissens möchte ich Ihnen neue Wege aufzeigen, wie Sie Ihre Ernährungsweise ändern bzw. optimieren können, um gesund zu bleiben oder gesünder zu werden. Egal, welcher Aspekt Sie speziell interessiert, ob Sie gesundheitliche Risiken herabsetzen, körperliche Beschwerden lindern oder Ihr Gewicht reduzieren wollen – der Mondeinfluss hilft dabei.

Wer ihn berücksichtigt, lernt schließlich, wieder mehr im Einklang mit den Schwingungen der Natur zu leben, und kann dadurch von ihren Kräften profitieren.

Lernen Sie sich selbst kennen!

Unser Körper sagt uns, was er braucht. Dazu ist es eigentlich nur nötig, sensibel für seine Botschaften zu werden und die richtigen Konsequenzen zu ziehen.

Mit meiner Arbeit versuche ich, Sie dabei zu unterstützen, sensibel zu werden – und damit fähiger für ein harmonisches Leben im Rhythmus der Natur. Der Mond ist dabei ein so wichtiger Faktor, weil er helfen kann, Richtiges zu tun und Falsches zu vermeiden.

Aber bedenken Sie: Er ist kein Himmelskörper, der uns völlig dominiert oder »alles richtet«. Ebenso wenig präsentiert dieses Buch eine Vorschriftensammlung, die man streng befolgen muss, um ein bestimmtes Ziel zu erreichen. Sie haben schon alles selbst in der Hand! Deshalb ist es auch so wesentlich, dass Sie die Zeichen Ihres Körpers erkennen, deuten und Ihre Erfahrungen machen.

Ich hoffe sehr, dieses Buch kann dazu einen Beitrag leisten und Ihnen somit viel Freude schenken!

Ihre *Helga Föger*

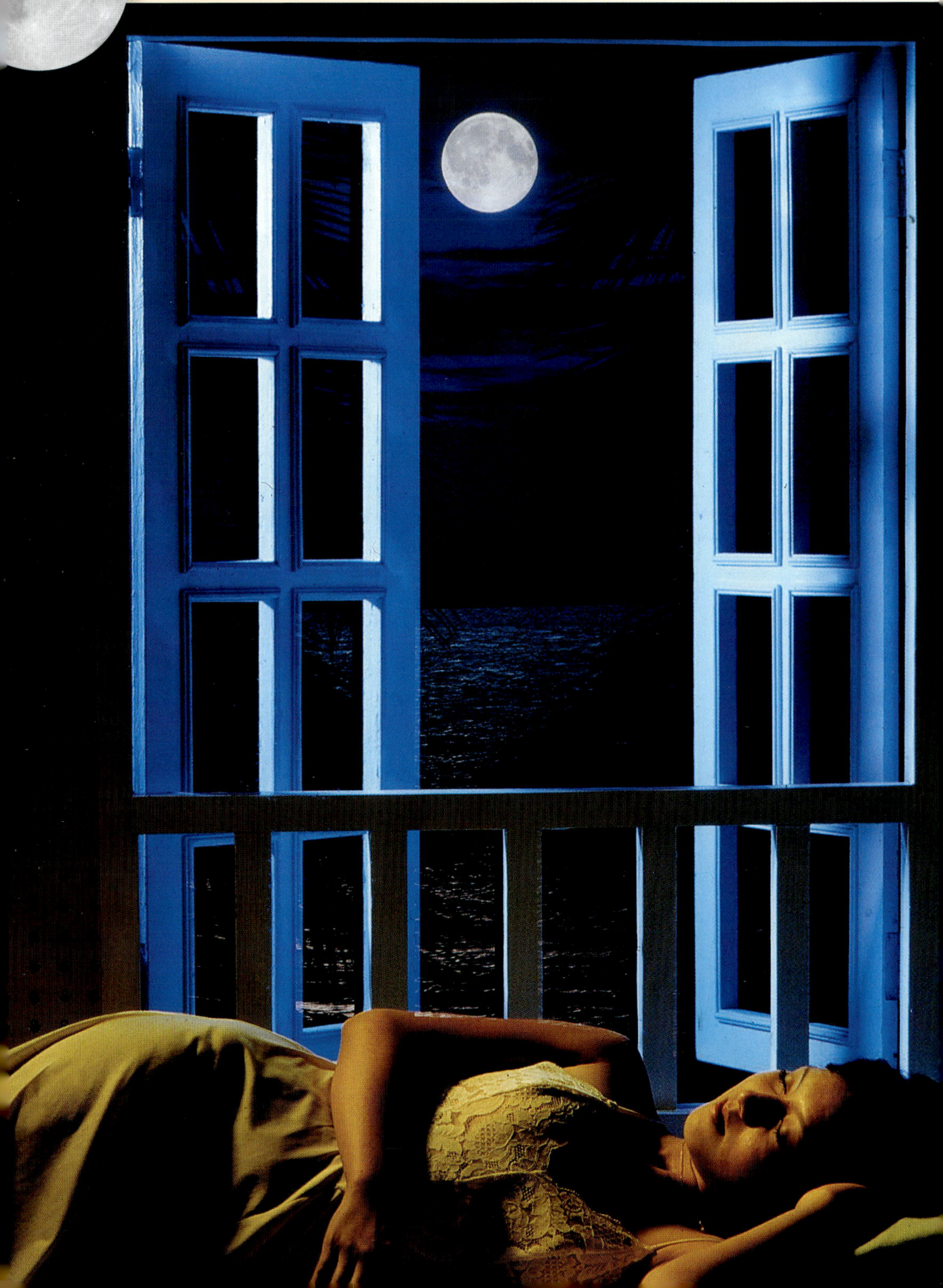

Der Mond und die Gesundheit

Sensible Menschen wussten bzw. ahnten schon immer, dass der Mond in seinen wechselnden Phasen und bei seinem Gang durch die Zeichen des astrologischen Tierkreises nicht nur auf das Wachstum der Pflanzen einwirkt, den optimalen Zeitpunkt für Aussaat und Ernte bestimmt, sondern auch Einfluss nimmt auf unser körperliches und seelisches Wohlbefinden.

Ausgangspunkt dieser Überlegungen war sicher die Tatsache, dass der Zyklus der weiblichen Menstruation vom Mond bestimmt wird. Schon vor mehr als 2000 Jahren aber fand man weitere Zusammenhänge zwischen den Mondphasen und wichtigen biologischen Rhythmen, die für körperliche Entwicklung und Gesundheit einerseits, andererseits aber auch für besondere körperliche Belastungen und Krankheiten von Bedeutung sind.

Die Erkenntnisse unserer Urahnen

Es war die Astrologie, ursprünglich ein Teilgebiet der Astronomie und eigentlich die älteste Wissenschaft der Menschheit, die jene Kenntnisse von den Einflüssen der Himmelskörper auf das irdische Leben sammelte, systematisierte und verbreitete.

Die Wissenschaft der Antike, auch die wissenschaftliche Heilkunde, gründete auf der Annahme, dass alles Geschehen auf der Erde nur ein Abbild des großen kosmischen Geschehens sei. Also würde das Wissen um den Ablauf der Himmelserscheinungen, in denen sich der göttliche Wille manifestiert, Rückschlüsse auf das Schicksal des Menschen erlauben. Dieser Gedanke der Entsprechung (Melothesie) von Mikrokosmos und Makrokosmos, von Mensch und All, durchzieht wie ein roter Faden alle Bereiche der Astrologie und damit auch die Astromedizin.

Jedes Wesen – alle Pflanzen, Tiere und auch Menschen – galt danach als »kleines Universum«, das sowohl als Ganzes wie auch in seinen Teilen von den kosmischen Kräften, den Planeten (zu denen man auch Mond und Sonne rechnete) und ihrer Stellung in den Zeichen des Tierkreises regiert wird.

Der Tierkreiszeichenmensch

Noch vor dem Beginn unserer Zeitrechnung entstanden erste Modelle, bei denen die Organe bzw. Organsysteme des menschlichen Körpers ganz konkreten astronomischen bzw. astrologischen Einflusssphären zugeordnet werden. Am bekanntesten ist sicher der so genannte Tierkreiszeichenmensch (siehe folgende Seite), bei dem von Kopf bis Fuß die zwölf Zeichen des Tierkreises – vom Widder beim Kopf bis zu den Fischen bei den Füßen – die Regentschaft über die Organe ausüben.

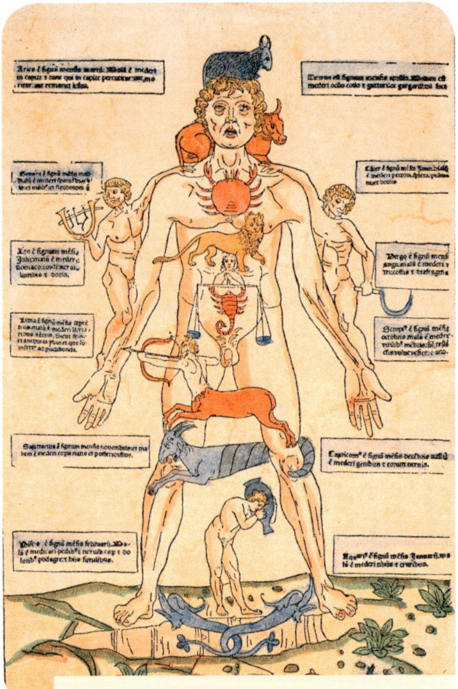

Diese eindrucksvolle Darstellung des Tierkreiszeichenmenschen stammt aus dem späten Mittelalter.

Dieses Modell, das zunächst wieder in Vergessenheit geraten war, erlebte seine Renaissance im frühen Mittelalter und ist seitdem eine der grundlegenden Säulen astromedizinischer Studien und Anwendungen.

Der Mond in der Medizin

Bei der Erforschung kosmischer Einflüsse auf den menschlichen Organismus, auf Gesundheit und Krankheit, sowie bei der Entwicklung darauf beruhender Diagnose- und Heilverfahren wurde dem Mond von Anfang an eine besondere Bedeutung beigemessen. Das lag gewiss auch daran, dass dieser »Planet« der Erde am nächsten ist, dass man ihn mit bloßem Auge betrachten, seine Bahn damals wie heute verhältnismäßig leicht berechnen kann. Aber noch wichtiger dürfte die Tatsache gewesen sein, dass die von unserem Erdbegleiter ausgehenden Wirkungen für viele Menschen deutlich spürbar waren (und sind). So war es nur folgerichtig, dass man bald bestimmte Wirkungen mit bestimmten Mondphasen bzw. -konstellationen in Zusammenhang brachte und daraus Gesetzmäßigkeiten ableitete, die besagen, dass eben ganz konkrete Mondsituationen ganz bestimmte Wirkungen auf das seelische und auch körperliche Befinden ausüben können – z. B. Schlafstörungen bei Vollmond oder ein erhöhtes Auftreten von Magenbeschwerden, wenn der Mond durch das Tierkreiszeichen Krebs wandert.

Das Sympathiegesetz

Eine der ersten ganz allgemeinen Grundregeln für die Anwendung dieser Erkenntnisse auf nahezu alle Lebensbereiche, vor allem aber auf die Heilkunde, ist das so genannte Sympathiegesetz, dessen Ursprünge ebenfalls in der Antike liegen und das im Mittelalter zum festen Bestandteil der ärztlichen Kunst wurde. Dieses »Gesetz« ist folgendermaßen formuliert:
Was wachsen und gedeihen, gut und gesund werden sowie eine fruchtbare Weiterentwicklung erlangen soll, muss beim zunehmenden Mond bis zur Vollendung seiner Fülle begonnen und getan werden; denn was gleichzeitig

mit dem Wachstum eines so großen Himmelslichtes geschieht, geht leicht vonstatten.
Was aber vergehen, schwinden, verdorren, aussterben und ausgerottet werden soll, also die Vernichtung alles Widrigen, Bösen und Ungesunden, hat beim abnehmenden Mond bis zu seinem völligen Verschwinden zu geschehen.
Diese klassische Erkenntnis, dass die Mondphasen ganz wesentlich auf das irdische Leben wirken, hat bis heute Bestand.

Die Regel des Hippokrates

Sind es die wechselnden Phasen des Mondes, die den Inhalt des Sympathiegesetzes bestimmen, so hat eine andere Grundregel der Astromedizin ihren Ursprung in den differenzierten Wirkungen, die von der Stellung des Mondes in den Tierkreiszeichen ausgehen. Sie nimmt also Bezug auf die schon angesprochene Zuordnung einzelner Organbereiche zu bestimmten Zeichen des Tierkreises, wie sie in der Abbildung des Tierkreiszeichenmenschen dargestellt ist.
Festgelegt hat diese Regel zuerst Hippokrates (ca. 460–375 v. Chr.), der berühmte Heiler der Antike. Er formulierte damals als Grundsatz für alle chirurgischen Eingriffe:
»Berühre nicht mit Eisen den Teil des Körpers, der von dem Tierkreiszeichen regiert wird, durch das der Mond zu dieser Zeit geht!«
Auch diese Regel – für lange Zeit in Vergessenheit geraten – ist heute so aktuell wie damals. Man sollte sie – wann immer es geht – berücksichtigen. Aber auch über den chirurgischen Bereich hinaus besitzt sie Bedeutung: So zeigt sie doch deutlich, dass die Sensibilität gewisser Körperregionen auch abhängig ist vom Stand des Mondes im Tierkreis – und das natürlich mit entsprechenden Konsequenzen für die Vorbeugung, die Pflege und nicht zuletzt für die Ernährung.

Die heilige Hildegard von Bingen

Man könnte noch viele berühmte Heilkundige aus der Geschichte als Kronzeugen für die verbreitete Anwendung astromedizinischer Erkenntnisse und Methoden von der Antike bis ins Mittelalter anführen. Doch soll hier nur noch eine bedeutende Vertreterin namentlich genannt werden.
Große und bleibende Verdienste um die Naturheilkunde hat sich die Ordensschwester Hildegard von Bingen (1098–1179) erworben. Sie entdeckte und beschrieb u. a. den Einfluss des Mondes auf die Heilkraft der Pflanzen und legte den Grundstein für eine Ernährungslehre, die im Einklang mit den kosmischen Konstellationen steht.
Vieles, was in den folgenden Kapiteln über Heilkräuteranwendungen zu erfahren ist, stammt aus dem Wissensschatz der Hildegard von Bingen.

Mondwissen in unserer Zeit

Wie deutlich zu sehen ist, hat sich die Astromedizin über Jahrtausende entwickelt. Ihre Ursprünge liegen in den Anfängen der Menschheitsgeschichte, ihre bisherigen Blütezeiten in der Antike und im Mittelalter. Dazwischen und danach aber gab es immer wieder Perioden, in denen dieses Wissen in Vergessenheit geriet. Dies galt zumindest für die Gelehrten. Denn im Volk – vor allem auf dem Land – wurde es angewendet und von Generation zu Generation weitergegeben. Aus diesen Quellen stammen auch die meisten Erfahrungen und die daraus gewonnenen Tipps und Empfehlungen.

Mittlerweile kann man bei vielen Menschen aus allen Bevölkerungsschichten ein stark zunehmendes Interesse für diese Thematik erleben. In einer Zeit, da blinder Fortschrittsglaube und eine komplette Technisierung aller Lebensbereiche uns von uns selbst und von der Natur immer mehr zu entfremden drohen, spüren viele, dass dies nicht der einzig richtige Weg sein kann. Sie besinnen sich auf ihre Wurzeln und suchen ein Leben im Einklang mit der Natur. Dabei erfahren sie, dass und wie ihnen das Mondwissen hilft, die natürlichen Rhythmen zu erkennen und für ein selbstbestimmtes Leben zu nutzen.

Glauben oder wissen?

Obwohl eigentlich alle Menschen spüren, dass es Kräfte gibt, die jenseits unseres Alltagswissens walten, meinen doch einige, dass man nur das glauben kann, was wissenschaftlich beweisbar ist. Und so stempeln sie rasch alles als Aberglaube ab, was nicht in dieses enge Weltbild passt. Auch das Mondwissen ist davon betroffen und wird deshalb noch allzu oft in diese »Schublade« gesteckt. Doch die Zeiten ändern sich.

Längst sind es nicht mehr nur wenige »Laien«, die sich gegenüber diesem Erfahrungsschatz der Menschheit aufgeschlossen verhalten. Auch eine Reihe ernsthafter Wissenschaftler bekundet ihr Interesse an der Thematik und setzt sich engagiert und kritisch damit auseinander – davon ausgehend, dass unserer Erkenntnis keine Grenzen gesetzt sind; wohl wissend, dass das, was gestern noch unmöglich schien, heute ja schon eine ernst zu nehmende Hypothese und morgen vielleicht gar bewiesen sein könnte. Denn eines ist sicher: Die Kräfte des Mondes kann jeder spüren. Sie wirken, auch wenn man noch nicht exakt belegen kann, wo ihre materiellen Ursachen liegen und auf welchem Weg sie übertragen werden. Es gibt aber eine Reihe sehr interessanter Arbeitshypothesen und darauf aufbauender Experimente, die uns möglicherweise einer Erklärung der Phänomene schon bald näher bringen. Einige davon sollen nun genauer betrachtet werden.

Welche Kräfte wirken denn?

Kein Zweifel herrscht über die physikalisch eindeutig begründeten Einflüsse, die unser Erdbegleiter aufgrund der Gravitationskräfte innerhalb des Systems Sonne, Erde, Mond ausübt. Dazu gehören zweifellos die Gezeiten, der rhythmische Wechsel von Ebbe und Flut, die den Meeresspiegel in manchen Gebieten um mehrere Meter sinken bzw. steigen lassen. Sie werden im Wesentlichen durch die Anziehungskräfte des Mondes hervorgerufen. Ihre Höhe hängt von der Position des Mondes im Verhältnis zu Erde und Sonne ab – also von den Mondphasen (siehe Seite 20ff.).

Bei Neu- und Vollmond verstärkt die Sonne die Anziehungskräfte des Mondes; wenige Tage danach treten zur Flutzeit die höchsten Wasserstände und dementsprechend bei Ebbe auch die tiefsten Niedrigwasserstände auf. Man spricht von der Springzeit. Etwa 7,5 Tage später – wenn Halbmond ist – heben sich die Kräfte von Mond und Sonne teilweise auf; es kommt zu weit geringeren Hebungen und Senkungen der Wasserstände. Jetzt herrscht die Nippzeit. Doch der Mond setzt nicht nur riesige Wassermassen in Bewegung; seine Kräfte erzeugen auch Gezeiten in der Erdatmosphäre. Dabei wird der Luftdruck um bis zu 1,5 Millibar erhöht bzw. gesenkt.

Gezeiten der Erdkruste

Sogar der feste Erdkörper erfährt durch die Gravitationswirkung eine Deformation, die in Äquatornähe etwa 0,5 Meter erreichen kann. Dieser Gezeiteneffekt wird allerdings meist durch Schollenverbiegungen innerhalb der Erdkruste kompensiert, die wiederum durch die gezeitenbedingte Verlagerung der Wassermassen, durch atmosphärische Druckschwankungen oder thermische Bodendeformationen verursacht sind.

Die Biologische Gezeitentheorie

Einige Wissenschaftler sind der Meinung, dass diese offensichtlichen Kräfte nicht nur im Großen, sondern auch im Kleinen wirksam sein könnten. Sie entwickelten einen hypothetischen Ansatz, aus dem heraus die so genannte Biologische Gezeitentheorie entstand, die vor allem mit den Arbeiten von Prof. Dr. Arnold L. Lieber von der Universität Miami, USA, verbunden ist.

Diese Theorie untersucht das Problem der Einflussnahme des Mondes auf die belebte irdische Natur von zwei Seiten. Zum einen wird der Versuch unternommen, die unmit-

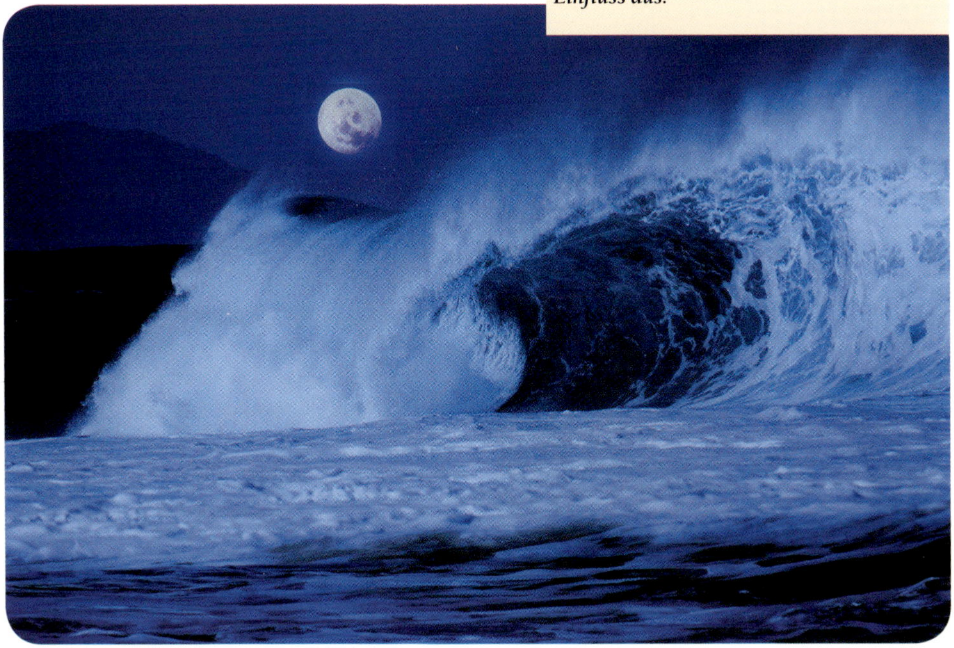

Das sich ständig wandelnde Meer – auch der Mond übt hierauf einen wesentlichen Einfluss aus.

telbare Schwerkraftanziehung des Mondes auf die lebendigen Mechanismen nachzuweisen. Zum anderen erforscht sie die mittelbaren Wirkungen des Mondes, die angeblich durch das elektromagnetische Feld der Erde aufgenommen und übertragen werden.
Lieber und seine Mitarbeiter gehen davon aus, dass man jedes natürliche Lebewesen – Pflanzen, Tiere, Menschen – als einen Mikrokosmos begreifen kann, der im Wesentlichen (und in vergleichbarer Proportion) aus denselben Elementen besteht wie die Erdoberfläche. Diese Auffassung steht im Einklang mit den bereits erwähnten uralten philosophischen Betrachtungsweisen, für die sich der Kosmos im Menschen widerspiegelt.
Dazu führt Prof. Lieber aus: »Wir stoßen auf provozierende wissenschaftliche Parallelen zu historischen Feststellungen. Wie die Oberfläche der Erde besteht auch der Mensch zu etwa 80 Prozent aus Wasser und 20 Prozent aus Feststoffen. Ich glaube, dass die Anziehungskraft des Mondes im Verein mit anderen großen Kräften des Universums genauso einen Einfluss auf das Wasser im menschlichen Körper ausübt, wie sie es auf die Ozeane tut. Das Leben, so glaube ich, kennt eine vom Mond beherrschte biologische Ebbe und Flut. Bei Neu- und Vollmond herrscht Flut – und ist die Mondwirkung auf unser Verhalten am größten. Die biologische Flut wirkt als Stressauslöser, die aggressives Verhalten (beim Menschen) zwar nicht verursacht, aber sehr viel wahrscheinlicher macht.«

Vom Stress geplagt oder von Schmerzen geschüttelt? Und was hat der Mond damit zu tun?

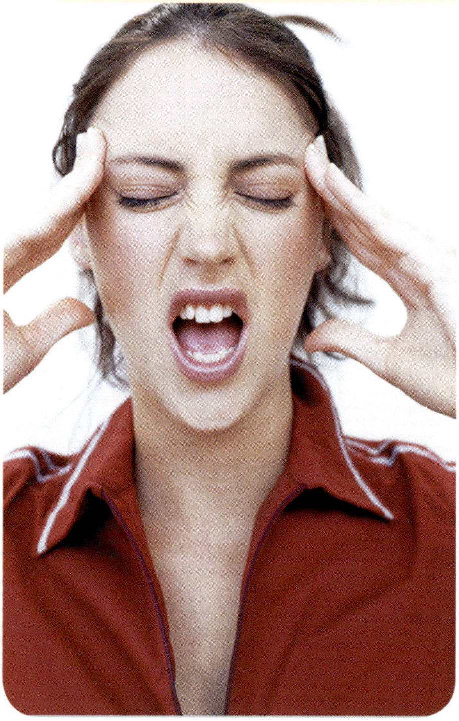

Bio- und Mondrhythmus

Die Untersuchungen von Prof. Lieber sowie weitere unabhängige Forschungen führten dann zu der Behauptung, dass alle fundamentalen Lebensfunktionen ein periodisches Muster aufweisen, das als biologischer Rhythmus bekannt ist. Das empirische Beweismaterial deutet auf einen monatlichen biologischen Rhythmus hin, der mit der Mondumlaufzeit – und damit mit den wechselnden Mondphasen – zusammenspielt.
Diese Schlussfolgerung erscheint plausibel, ein Beweis ist sie aber (noch) nicht. Darauf weisen auch die Kritiker der Biologischen Gezeitentheorie hin, die vor allem einwenden, dass es bisher keinen physiologischen – also natur-

wissenschaftlich exakten – Nachweis für das Auftreten von Gezeitenwirkungen in lebenden Organismen gibt.

Rätselhafte Signale

Man weiß seit langem, dass Leben ein rhythmischer Prozess ist. Einige dieser Naturrhythmen sind gut bekannt – sie stehen ganz offensichtlich im Zusammenhang mit dem Tag-Nacht-Rhythmus, der von der Sonne gesteuert wird. Sie bilden zusammen die so genannte innere Uhr der Lebewesen, gewissermaßen einen Taktgeber, der den Ablauf vieler Lebensvorgänge regelt. Aber – so die These einiger Forscher, die sich mit der Biologischen Gezeitentheorie auseinander setzen – auch die vom Mond ausgehenden Kräfte (z. B. der rhythmische Wechsel von Ebbe und Flut) steuern das Verhalten von Tieren und Pflanzen, wirken als Taktgeber der inneren Uhr, die jede Zelle eines jeden Lebewesens enthält. Dazu muss der Mond Signale aussenden, die von den lebenden Zellen empfangen und verarbeitet werden können. Gibt es diese Gezeitensignale, und welcher Art sind sie?

Das Austernexperiment

Es war der amerikanische Naturwissenschaftler Dr. Frank Brown, der vor wenigen Jahren ein erstaunliches und überzeugendes Experiment durchführte, welches die Existenz solcher Gezeitensignale nachweisen sollte.
Dr. Brown – maßgeblich an der Ausarbeitung der so genannten extrinsischen (von außen bewirkten, durch kosmische Zyklen angeregten) Zeittakttheorie der biologischen Rhythmen beteiligt – ließ eines Tages einige Austern vom Meeresufer im US-Staat Connecticut mit dem Flugzeug in sein viele Hunderte Kilometer vom Meer entferntes Labor in Evanston (Illinois) bringen. Dort wurden die Tiere in Meerwasserbehältern so untergebracht, dass eigentlich kein von außen kommendes Signal zu ihnen gelangen konnte. Die Versuchsbedingungen wurden peinlich genau überwacht.
Es ist allgemein bekannt, dass die Austern ihre Schale bei Flut öffnen. So auch die Labortiere des Dr. Brown. Doch es geschah etwas Merkwürdiges: Während der ersten Zeit öffneten die Austern ihre Schale jeweils dann, wenn in ihrem Herkunftsgebiet, in Connecticut, Flut herrschte. Sie setzten also ihren gewohnten Rhythmus fort. Doch schon nach wenigen Wochen änderte sich ihr Zeitverhalten. Jetzt öffneten sie ihre Schale, wenn der Mond in ihrer neuen Heimat Illinois im Zenit stand. Hätte Evanston am Meer gelegen, so hätte jetzt dort Flut geherrscht. Diese Verhaltensänderung ließ für Dr. Brown nur einen Schluss zu: Die Austern mussten die Signale, die ihren Zeittakt dermaßen beeinflussten, unmittelbar durch die Gravitationskraft des Mondes erhalten haben!

Eine kühne Schlussfolgerung

Doch wie konnten die Austern die Anziehungskraft des Mondes überhaupt spüren, wo sie doch eigentlich völlig von der Außenwelt abgeschottet waren? Hier lautet nun die Annahme Dr. Browns, dass die Schwerkraft des Mondes die elektromagnetischen Felder verändert, die jeden lebenden Organismus umgeben. Die Austern spürten die Veränderung und passten sich ihr an, ein Teil ihres Nervensystems erhielt also Feldveränderungssignale.

So weit, so gut – doch wenn es sie wirklich gibt, dann sind diese Signale so schwach oder so »exotisch«, dass man sie bisher auch mit den feinsten Messinstrumenten nicht erfassen konnte. Ein direkter Nachweis fehlt also, aber das muss nicht so bleiben. Man arbeitet gegenwärtig an hochempfindlichen Messmethoden, die möglicherweise schon bald Dr. Browns Hypothese bestätigen oder widerlegen könnten. Aber auch wenn diese Messungen negative Ergebnisse zeitigen sollten, gibt es immer noch die Austern und ihr merkwürdiges Verhalten. Es bleibt spannend!

Noch mehr Indizien

Und: Wie auch immer sie die Kräfte wahrnehmen – viele andere Meerestiere werden ebenfalls von den Rhythmen des Mondes berührt. Exakte Mondrhythmen sind beispielsweise in den Reproduktionszyklen von Fischen nachgewiesen worden. Der kalifornische Ährenfisch (Leuresthes tenuis) bringt nur in Nächten unmittelbar nach Voll- und Neumond Nachkommenschaft hervor. Die europäischen Aale treten ihre Wanderschaft zu den Laichgründen nahezu alle gleichzeitig an, immer bei abnehmendem Mond. Die Frage ist also erlaubt, ob nicht auch andere Lebewesen – Pflanzen, höhere Tiere und wir Menschen – solche Signale empfangen. Erfahrung und Praxis sprechen dafür.

Oder wie sollte es sonst zu erklären sein, dass viele Menschen bei Vollmond unter Schlafstörungen leiden, Wunden bei zunehmendem Mond stärker und länger bluten als bei abnehmendem Mond. Es gibt Statistiken, die darauf hinweisen, dass sich um die Vollmondzeit die Gewaltverbrechen häufen und die Zahl sowie die Schwere der Verkehrsunfälle zunehmen.

Offene Fragen

Welcher Art die Impulse sind, die vom Mond auf das irdische Leben wirken, weiß man (noch) nicht, weil sie bisher nicht gemessen werden können. Das aber kann sich ändern, wie die Entwicklung der Wissenschaft gezeigt hat. Sie dringt in immer feinere und komplexere Strukturen ein, und es ist sehr wahrscheinlich, dass auch das Rätsel der lunaren Impulse in nicht mehr allzu ferner Zukunft gelöst werden wird.

Eigene Kraft oder Uhrzeiger?

Es muss also vorläufig noch eine offene Frage bleiben, ob es stoffliche bzw. energetische Impulse sind, die vom Mond ausgehen und über die terrestrischen Elemente Erde, Wasser, Luft und Feuer auf die Natur, auf alles Lebende wirken, oder ob der Mond nur als Zeiger einer Uhr angesehen werden kann, die durch einen verborgenen inneren Rhythmus der Natur in Gang gehalten wird.

Einige Wirkungen, wie die auf die Gezeiten und auf den weiblichen Zyklus, scheinen offensichtlich recht materieller Natur zu sein und lassen sich mit relativ einfachen biologischen bzw. physikalischen Gesetzmäßigkeiten erklären. Andere, wie z. B. die Einflüsse auf das Wachstum der Pflanzen oder auf den menschlichen Organismus, sind mit dem klassischen Instrumentarium der Naturwissenschaften nicht zu fassen. Bisher gibt es für solche Beobachtungen nur astrologische Erklärungen, die für viele Forschende nicht zufrieden stellend sind. Diese suchen daher weiter mühsam nach messbaren Beweisen für Tatsachen, die durch die Erfahrung längst bestätigt sind.

Der Rhythmus des Lebens

Jüngste Ergebnisse der Chronobiologie – einer modernen und höchst spannenden Forschungsrichtung, die sich mit zeitlichen Abläufen und Rhythmen bei Menschen, Tieren und Pflanzen beschäftigt – scheinen allerdings jene oben angedeutete Hypothese zu unterstützen, wonach die zwölf Zeichen des Tierkreises gewissermaßen das Zifferblatt einer Uhr darstellen, die der Mond als Zeiger durchmisst. Immer mehr Experimente und langfristige Beobachtungen bestätigen mit einiger Sicherheit: Allem Natürlichen wohnen bestimmte Rhythmen inne, die miteinander in Wechselwirkung stehen und die – kaum wahrnehmbar, jedoch außerordentlich wirksam – viele, wenn nicht alle Entwicklungs- und damit Lebensvorgänge beeinflussen.
Wenn das so ist, scheint es offensichtlich, dass alles, was in Übereinstimmung mit diesen Rhythmen geschieht, der Entwicklung, dem Leben und Wachsen förderlich ist, und alles, was diese Rhythmen stört, der Entwicklung schadet, sie hemmt oder gar unterbindet.

Machen Sie Ihre eigenen Erfahrungen!

Wie auch immer, ob wirkende Kraft, empfindlicher Anzeiger oder beides – die Phasen und der Stand des Mondes in den Zeichen des Tierkreises sind von großer Bedeutung für alles Leben auf dieser Erde. Auch wenn diese Feststellung nach dem strengen Maßstab der Naturwissenschaften nicht als gesichertes Wissen gelten darf, so beruht sie doch auf der Erfahrung, die in der Jahrtausende währenden Menschheitsgeschichte entstanden und gewachsen ist. Diese Erfahrungen sollen weitergegeben werden, aber auch ausdrücklich zur kritischen Diskussion stehen. Alle, die dieses Buch lesen, sind daher aufgefordert, aus dem Gelesenen und Erprobten ihre eigenen Erfahrungen zu gewinnen. Die folgenden Regeln und Ratschläge sollten keinesfalls als Dogmen, als strenge Richtschnur für das Denken und Handeln betrachtet werden. Sie mögen als Anregung dienen, um Gefühl und Verstand für ein selbstbestimmtes Leben im Einklang mit der Natur zu schärfen. Das ist nämlich eine der wichtigsten Voraussetzungen für das körperliche Wohlbefinden.
Seien Sie offen für die lunaren Signale, bleiben Sie sensibel für die ordnenden und heilenden Kräfte der Natur. Es mag durchaus sein, dass der oder die eine sie stärker empfängt als der oder die andere. Und auch, dass es Zeiten und Orte gibt, da die Wirkungen schwächer oder stärker zu sein scheinen. All das werden Sie herausfinden, wenn Sie es wollen. Und dann leben Sie im Einklang mit der Natur.

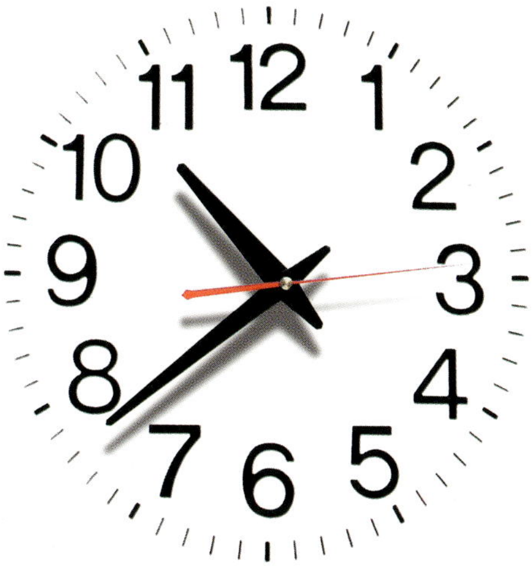

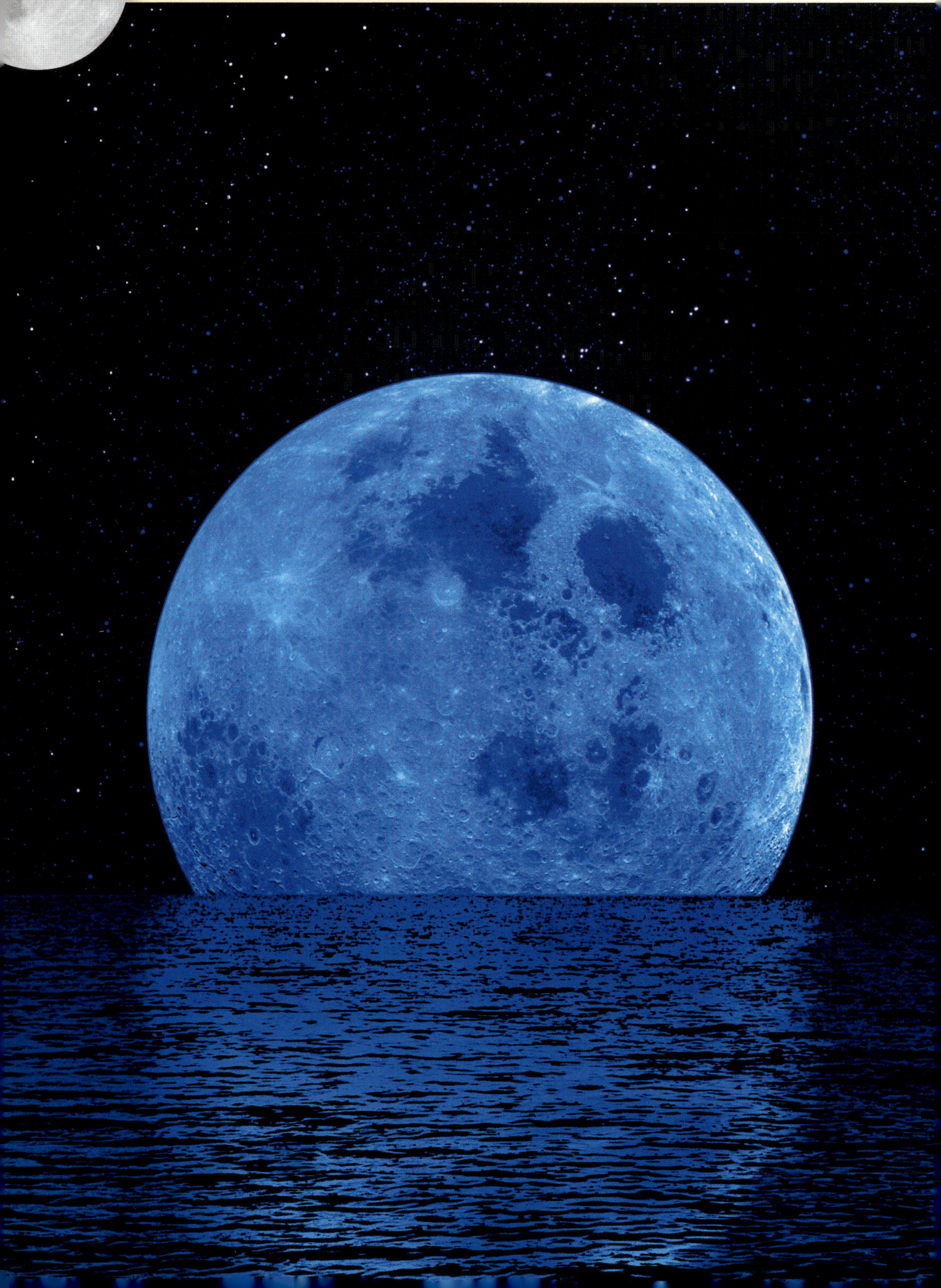

Die Wirkung der Mondphasen

Der Mond umkreist die Erde als ständiger Begleiter mit einer Umlaufzeit von gut 27 Tagen. Während jedes Erdumlaufs dreht sich der Mond einmal um seine eigene Achse, sodass von der Erde aus nur immer eine Seite von ihm zu sehen ist. Die ständig wechselnde Stellung der Erde zur Sonne bedingt die so genannten Mondphasen.

Die Mondphasen – Neumond, zunehmender Mond, Vollmond und abnehmender Mond – sind vier der fünf Grundimpulse (der Mondstand ist der fünfte), über die sich die Wirkung des Mondes auf das irdische Leben mitteilt. Die Wirkungen der einzelnen Phasen sind nicht deutlich voneinander getrennt – während die der einen schwächer werden, gewinnen die der folgenden bereits an Einfluss.

Der Neumond ●

Wenn die der Erde zugewandte Seite des Mondes fast völlig verdunkelt ist, sprechen wir vom Neumond. Der Erdbegleiter steht dann für zwei bis drei Tage ziemlich genau zwischen Erde und Sonne. Man nennt diese Konstellation auch Konjunktion. Dabei tritt der Fall ein, dass der Mond während dieser Phase in demselben Tierkreiszeichen steht wie die Sonne. Wenn sich die schmale Sichel des zunehmenden Mondes zeigt, ist die Phase des Neumonds beendet.

Bei Neumond wirken kräftige Impulse auf Mensch und Natur. Man kann sie als Kräfte der Neuorientierung, des Beginnens bezeichnen. Die konzentrierten Energien sind frisch und ursprünglich, regen dazu an, Vorhaben zu planen, die in der Folge wachsen und reifen sollen. Außerdem verstärken die Neumondimpulse für den menschlichen Organismus ganz besonders die Fähigkeiten zur Entgiftung und Entschlackung.

Überwinden Sie Schlechtes, beginnen Sie Neues!

Wer sich also vorgenommen hat, mit einer Kur, einem Pflege- oder Fitnessprogramm zu beginnen, sollte in der Neumondzeit ganz konkrete Voraussetzungen dafür schaffen: Termine festlegen, Speisepläne erstellen, Heil- und Pflegemittel besorgen.

So wie man bei Neumond Neues erfolgreich beginnen kann, so günstig ist diese Phase auch damit anzufangen, schlechte, d. h. ungesunde Gewohnheiten aufzugeben, wie etwa das Rauchen oder den übermäßigen Alkoholkonsum. Auch das ist ein ganz wesentlicher Neuanfang, der Gesundheit und Wohlbefinden bedeutend verbessert.

Man sagt übrigens, dass der erste Neumond im Frühling diese Vorhaben besonders unterstützt.

Gebratener Reis mit Putenbrustfilet und Ingwer

Zur Entschlackung bei Neumond

Zutaten für 1 Tagesportion

125 g Reis (1 Tasse)

75 g Putenbrustfilet

1 Schalotte

3 Frühlingszwiebeln

1 großer Champignon

1 mittelgroße Tomate

1 kleines Stück frischer Ingwer

2 EL Öl

1 EL Sojasauce

1 TL Zucker

Salz, Pfeffer

Zubereitungszeit: 45 Minuten.

1. Zwei Tassen Wasser zum Kochen bringen, den Reis hinzugeben und in etwa 30 Minuten bissfest garen.

2. Das Filet in Streifen schneiden. Die Gemüse putzen, die Schalotte abziehen und fein würfeln, die Frühlingszwiebeln und den Champignon in feine Scheiben schneiden. Von der Tomate den grünen Strunk entfernen und die Tomate in Würfel schneiden. Den Ingwer schälen und fein würfeln.

3. Das Öl in einer weiten Pfanne oder einem Wok erhitzen, das Fleisch darin anbraten, den Ingwer und dann alle Gemüse hinzufügen und kurz mitbraten.

4. Den Reis unterrühren, mit der Sojasauce und dem Zucker würzen. Mit wenig Salz und Pfeffer abschmecken.

Tipp: Sie sollten mittags und möglichst früh am Abend je eine Portion davon essen.

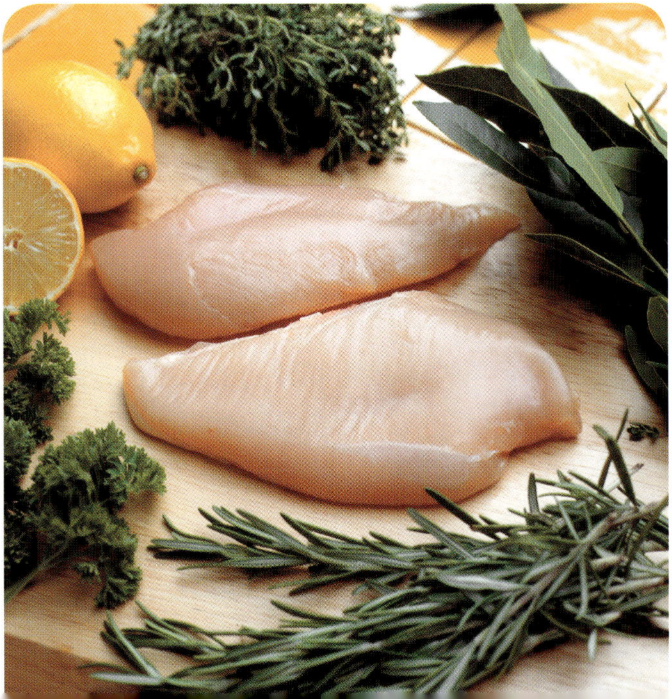

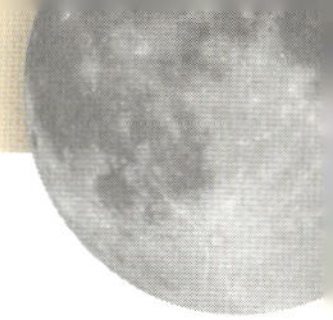

Die richtige Ernährung

Die Impulse des Neumonds unterstützen in besonderer Weise alle Maßnahmen zur Entgiftung und Entschlackung des Organismus. Deshalb ist auch zu keiner anderen Zeit die Wirksamkeit einer Fastenpause so hoch. Wer sich regelmäßig etwas Gutes tun will, sollte an jedem Neumondtag einen Fasttag einlegen und zugleich reichlich Flüssigkeit zu sich nehmen. Vor allem Brennnesseltee ist ein bewährtes Mittel zur Entgiftung und Blutreinigung.

Aber auch alle, die jetzt nicht auf jegliches Essen verzichten wollen, sollten bedenken: Für das Wohlbefinden ist es in jedem Fall sehr nützlich, zu diesem Zeitpunkt nicht gerade zu schlemmen, sondern sich sehr maßvoll zu ernähren, um die Ausscheidung schädlicher Stoffe möglichst wirksam zu unterstützen. Man kann diese Phase beispielsweise auch als puren Obst- bzw. Safttag nutzen.

Die Mond-Heilkräuter

Natürlich wirken alle Heilkräuteranwendungen, die auf Entgiftung, Entschlackung, Reinigung ausgerichtet sind, in der Neumondzeit besonders gut, weil sie von den Mondimpulsen in geradezu idealer Weise unterstützt werden. Welche Kräuterzubereitungen dafür am besten geeignet sind, erfahren Sie im Kapitel »Die Mond-Heilkräuter« (ab Seite 42).

Was das Sammeln, Ernten, Verarbeiten und Lagern der heilenden Pflanzen betrifft, ist dagegen während der Neumondzeit eher Zurückhaltung angebracht. Diese Mondphase mit ihren intensiven Einflüssen auf die Pflanzenwelt sollte man verstreichen lassen, ehe man sich wieder der »Apotheke Gottes« zuwendet.

Der zunehmende Mond

Sobald nach dem Neumond die schmale, nach links geöffnete Mondsichel zu erkennen ist, beginnt die Phase des zunehmenden Mondes. Von den Astronomen wird sie in zwei Abschnitte eingeteilt – in das erste und zweite Viertel. Während des ersten Viertels nähert sich der Mond der Erde, bis er ihr nach wenig mehr als sieben Tagen als Halbmond am nächsten ist. Dann kreuzt er die Umlaufbahn der Erde um die Sonne und entfernt sich wieder, um, immer weiter an Leuchtkraft zunehmend, nach etwa 14 Tagen das zweite Viertel zu vollenden und das Vollmondstadium zu erreichen.

In der Phase des zunehmenden Mondes steht alles im Zeichen der Aufnahme und des Wachsens. Positive Einflüsse überwiegen, Energien werden aufgenommen und gespeichert.

Tanken Sie Kraft und Energie!

So wie in der Pflanzenwelt nun die Säfte vor allem nach oben, in Blattwerk, Blüte und Frucht, steigen, kann der menschliche Organismus jetzt alles, was ihm an Kräftigendem, Aufbauendem, Heilendem zugeführt wird, besonders gut aufnehmen, speichern und verwerten. Das betrifft sowohl die vom Arzt verschriebenen Medikamente als auch Vitamine und Nahrungsergänzungsmittel, die zum Aufbau, zur Stärkung oder zur Rekonvaleszenz eingesetzt werden. Auch die Selbstheilungskraft des Körpers ist nun sehr groß.

Kurz nach Neumond kann man aber noch nicht mit körperlichen Höchstleistungen rechnen. Jetzt ist erst mal der Kraftaufbau wichtig. Sensible können es meist spüren: Bei weiter zunehmendem Mond wachsen auch die Kräfte.

Die richtige Ernährung

Wenn man davon ausgeht, dass während der Phase des zunehmenden Mondes alles, was dem Körper an Aufbauendem und Stärkendem zugeführt wird, optimal aufgenommen und verwertet wird, dann trifft das selbstverständlich auch auf die Nährstoffe zu. Der Körper »bunkert« in dieser Zeit Kraft und Energie. Daher sollte jeder, der auf sein Gewicht achten muss, während dieser Phase mit dem Essen etwas zurückhaltender sein. Zunehmender Mond kann sonst nämlich gleichbedeutend mit zunehmendem Leibesumfang sein. Dazu kommt, dass der Körper nun auch mehr Flüssigkeit speichert, was ebenfalls ein höheres Gewicht bedingen kann.

Bedenken muss man auch, dass Genussmittel (z. B. Koffein) bei zunehmendem Mond intensiver wirken als etwa bei abnehmendem Mond.

Je näher der Vollmond rückt, desto leichter legt man sich Fettpölsterchen zu oder hat man unter lästigen Nachwirkungen guter Tropfen zu leiden. Maßhalten ist also angesagt, wenn dem Genuss nicht die Reue folgen soll.

Die Mond-Heilkräuter

Wer auf die natürliche Heilkraft der Kräuter setzt, wird während des zunehmenden Mondes die Wirkung deutlich spüren. Die Inhaltsstoffe werden vom Organismus nicht nur gut aufgenommen, sondern auch bestens verwertet. Wenn dann der Mond auch noch in dem Tierkreiszeichen steht, das für das zu behandelnde Organ »zuständig« ist, wird die Anwendung gute Erfolge bringen. Nicht selten kann man dann bei der Behandlung leichter Störungen auf synthetische Pharmaka ganz oder teilweise verzichten. Aber auch hier gilt, was bei jeder Selbstmedikation eine Regel sein sollte: Tritt nicht innerhalb weniger Tage eine Verbesserung des Zustands ein, ist ärztlicher Rat gefordert. Auch der geringste Zweifel sollte im vertrauensvollen Dialog mit Arzt, Heilpraktiker oder Apotheker ausgeräumt werden.

Die Zeit des zunehmenden Mondes ist günstig, um verschiedene Heilkräuter zu sammeln bzw. zu ernten. Das gilt sowohl für die Blüten wie auch für die Blattkräuter. Bei letzteren gibt es allerdings eine wichtige Ausnahme: Brennnesseln, die für die Blutreinigung so wichtig sind, sammelt man besser bei abnehmendem Mond, dann ist ihre Wirksamkeit bedeutend höher.

Wer bei zunehmendem Mond Früchte oder Samen von Heilpflanzen ernten will, muss bedenken, dass er das Erntegut möglicht sofort verwerten sollte, weil es sonst schnell an Wirkung verliert oder gar verdirbt.

Weniger günstig ist der zunehmende Mond für das Trocknen und Abfüllen der Kräuter. Das gelingt bei abnehmendem Mond erfahrungsgemäß besser, und die Heilkräfte sind dann deutlich stärker. Einzelheiten dazu erfahren Sie im Kapitel »Mond-Heilkräuter« (ab Seite 42).

Der Vollmond ○

Wenn der Mond die Hälfte seines Erdumlaufs zurückgelegt hat, steht er der Sonne direkt gegenüber, in Opposition zu ihr. Seine sichtbare Oberfläche ist dann voll beleuchtet, und er steht für ein bis zwei Tage als kreisrunde, leuchtende Scheibe am nächtlichen Himmel.

Zu keiner anderen Zeit sind die Impulse des

Würzige Kartoffel-Kohl-Suppe

Zur Entschlackung bei Vollmond

1. Die Kartoffeln, die Möhre, den Weißkohl, die Petersilienwurzel, den Lauch und die Frühlingszwiebeln putzen und waschen. Alle Gemüse in kleine Stücke oder dünne Scheiben schneiden.

2. Die Gemüsebrühe aufsetzen, alle Gemüse schon jetzt in das noch nicht kochende Wasser geben (dadurch werden mehr Nährstoffe vom Gemüse an die Brühe abgegeben) und zum Kochen bringen. Alle Gewürze hinzufügen und die Suppe wenig salzen und pfeffern. Das Olivenöl hinzufügen und alles durchrühren.

3. Die Tomaten hinzufügen und die Suppe etwa 20 bis 30 Minuten schwach kochen lassen. Die Gewürze entfernen.

4. Die Petersilie waschen und trockenschleudern. Zu jeder Mahlzeit frisch gehackt über die Suppe geben.

Tipp: Sie sollten mittags und abends je einen halben Liter dieser Suppe essen.

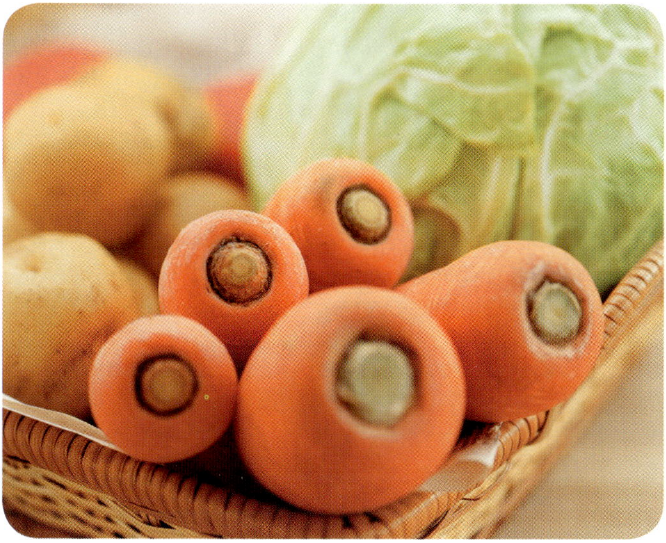

Zutaten für 1 Tagesportion

2 Kartoffeln

1 Möhre

1 Stück Weißkohl

1 Petersilienwurzel

1 kleine Stange Lauch

1 Bund Frühlingszwiebeln

1 l Gemüsebrühe aus Würfel oder Pulver

2 Nelken

1 Lorbeerblatt

3–5 Wacholderbeeren

Salz und Pfeffer

1 TL Olivenöl

1 kleine Dose Tomaten

1 kleiner Bund Petersilie

Zubereitungszeit:
1 Stunde und 15 Minuten.

Mondes so deutlich zu spüren wie in der Vollmondphase. Es ist die Zeit starker Gefühle, positiver wie negativer. In den wenigen Stunden des Vollmonds werden nicht nur besonders hohe Geburtenzahlen, sondern auch überdurchschnittlich viele Unfälle und Gewaltverbrechen registriert.

Die richtige Ernährung

Einerseits ist jetzt für den menschlichen Organismus der Zeitpunkt größter Aufnahmefähigkeit angebrochen. Beispielsweise werden Nährstoffe, die zum Aufbau des Immunsystems beitragen, in dieser Mondphase optimal verarbeitet. Andererseits schlägt sich zu üppiges Essen nun am allermeisten nieder.
Der Richtungswechsel von Aufnahme zu Abgabe, der sich mit dem Vollmond jäh bemerkbar macht, beeinflusst aber auch Stimmung und körperliches Empfinden stärker, als man es wahrhaben will. Der menschliche Organismus reagiert auf diese Impulse nicht selten mit Unruhe – so z. B. unter Umständen auch mit einem besonders nervösen Magen.
Aufgrund dieser Gegebenheiten spricht viel dafür, nach Möglichkeit während dieser gut eintägigen Mondphase zu fasten bzw. ausschließlich stilles Wasser oder Kräutertee zu trinken. Die starken Vollmondimpulse können nämlich zu einer massiven Entschlackung des Körpers beitragen. Auch ein Obst- oder Safttag ist jetzt zu empfehlen. Bananen und Melonen sind allerdings weniger geeignet. Und wer etwas isst, sollte dies auf keinen Fall später als 19 Uhr tun, weil dann die Verdauung dem Körper zunehmend schwerer fällt!
Noch ein Tipp: Ein Glas heißes Wasser, vor dem Essen getrunken, nimmt den Heißhunger.

Die Mond-Heilkräuter

Für das Sammeln von Heilkräutern ist jetzt erfahrungsgemäß eine sehr gute Zeit, ihre Heilkraft ist nämlich besonders groß. Vor allem heilende Wurzeln soll man nach Möglichkeit in den Vollmondnächten ausgraben, weil das Tageslicht ihre Wirkung mindert.
Was das Trocknen und Abfüllen der Heilpflanzen betrifft, empfiehlt es sich aber, noch ein paar Tage zu warten, bis der Mond wieder abnimmt. Die Haltbarkeit wird dann bedeutend besser und Ihre Hausapotheke wesentlich effektiver sein.

Der abnehmende Mond

Der Mond setzt seinen Erdumlauf fort und vollendet ihn. Er nähert sich jetzt wieder der Erde, wobei die Größe der von der Sonne beleuchteten Oberfläche von rechts nach links fortschreitend geringer wird.
Wenn er etwa 22 Tage nach Neumond die Sonnenumlaufbahn der Erde erneut kreuzt, ist er nur mehr halb zu sehen. Nun beginnt das letzte Viertel, die nach rechts geöffnete Sichel wird von Tag zu Tag schmaler, bis die Neumondphase erreicht ist. Danach beginnt alles wieder von neuem.
Die Impulse des abnehmenden Mondes sind auf Abgabe gerichtet – auf das Freisetzen von Kräften und Energien.
Dieser balsamische oder aussäende Mond, wie ihn die Astrologen auch gerne nennen, befreit von Zweifeln sowie Ängsten und bündelt die positiven Gefühle für den nun bald beginnenden neuen Zyklus.

Setzen Sie Kraft und Energie frei!

Was man während des zunehmenden Mondes an Kräften und Energie getankt hat, steht einem jetzt – wenn der Mond abnimmt – zur Verfügung. Der Organismus ist zu dieser Zeit in seiner besten Form. Körperliche wie auch geistige Höchstleistungen gelingen viel müheloser als während der anderen Mondphasen.
So wie in der Pflanzenwelt nun die Säfte vor allem nach unten, in die Wurzeln, ziehen, ist jetzt Ausspülen und Ausschwitzen ein verstärktes Prinzip des menschlichen Organismus. Deshalb wird alles, was mit Entschlackung zu tun hat, gute Erfolge zeitigen. Sehr zu empfehlen ist – besonders im Frühjahr und im Herbst – eine Brennnesselkur zur Blutreinigung. Dazu trinkt man während des abnehmenden Mondes täglich 1,5 Liter Brennnesseltee (vorzugsweise am Nachmittag zwischen 15 und 19 Uhr). Man unterbricht die Kur kurz vor Neumond und setzt sie nach dem nächsten Vollmond für eine weitere Phase (wieder abnehmender Mond) fort.
Der abnehmende Mond begünstigt natürlich auch die Wirkung aller ausleitenden Therapien, die eine Entgiftung des Körpers zum Ziel haben. Das betrifft z. B. die Akupunktur, eine Lymphdrainage, die Amalgamentfernung bei Zahnfüllungen oder auch das Saunabaden.
Und – last but not least: Der Mond trägt nun dazu bei, dass man nicht so schnell zunimmt bzw. erfolgreicher abnimmt.

Die richtige Ernährung

Bei abnehmendem Mond ist der Stoffwechsel besonders aktiv. Zudem werden die Nährstoffe vom Organismus jetzt weniger gut aufgenommen und deponiert. Der Mond regt den Körper eher dazu an, Kalorien zu verbrauchen. Daher kann man in dieser Zeit auch schon einmal etwas üppiger essen, ohne dass sich das gleich an Bauch oder Hüften bemerkbar macht.
Aber auch das Gegenteil hat einen angenehmen Effekt: Weil der Hunger in der Phase des abnehmenden Mondes im Allgemeinen etwas geringer ist, kann man eine Fastenkur oder Diätmaßnahmen leichter durchhalten und gleichzeitig deren entschlackende, entgiftende Wirkung optimal nutzen. Besonders zu empfehlen sind dafür die letzten Tage vor Neumond und der Neumondtag selbst.
Noch ein Tipp: Eine ausgelassene Feier, bei der man auch schon mal ein oder zwei Gläschen mehr genießt, oder eine durchtanzte Nacht hat deutlich geringere Nachwirkungen, wenn der Mond gerade abnimmt.

Die Mond-Heilkräuter

Was die Anwendung heilender Pflanzenzubereitungen betrifft, so sind während des abnehmenden Mondes vor allem diejenigen von besonderer Bedeutung, die auf eine Reinigung, Entschlackung oder Entgiftung des Körpers hinwirken. Welche das sind, erfahren Sie im Kapitel »Mond-Heilkräuter« (ab Seite 42).
Während man Blattkräuter (bis auf die Brennnessel) besser bei zunehmendem Mond sammelt, ist jetzt die beste Zeit für die Ernte von Früchten und Samen, die man aufbewahren möchte, sowie auch für Wurzeln, wenn man dafür den Vollmond verpasst hat. Der abnehmende Mond bietet die besten Bedingungen für das Trocknen und Abfüllen von Heilkräutern (und zwar allen!). Sie sind dann für längere Zeit haltbar und wirksam.

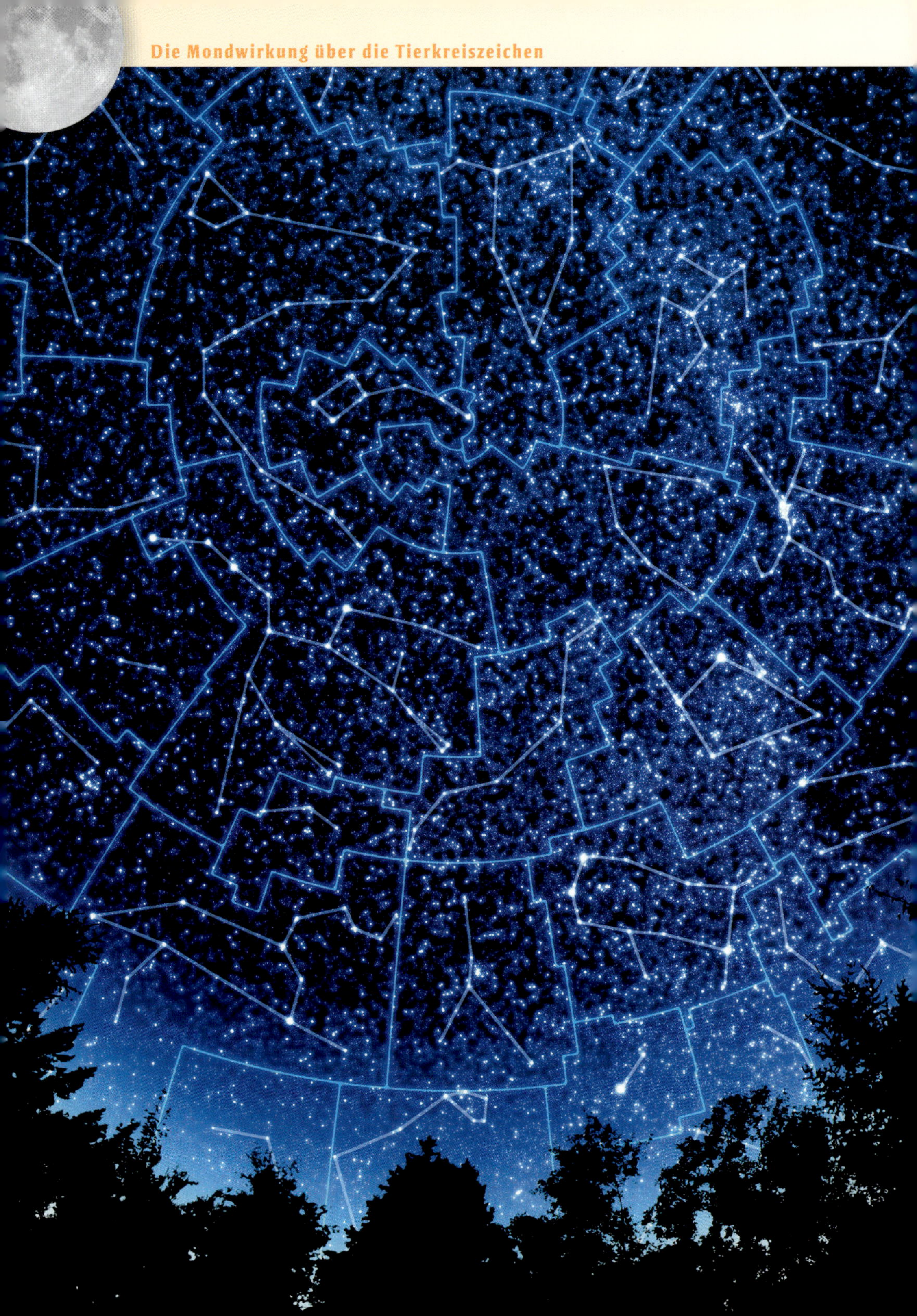

Die Mondwirkung über die Tierkreiszeichen

Während seines knapp einmonatigen Erdumlaufs durchwandert der Mond den gesamten Tierkreis. Dabei hält er sich in jedem der zwölf Zeichen für die Dauer von zwei bis drei Tagen auf. Die Impulse der Tierkreiszeichen auf die Mondkräfte beginnen oder enden nicht abrupt, sondern gehen fließend ineinander über.

Die Impulse des Mondes auf alles irdische Leben wirken einerseits über direkte Energieeinflüsse, die durch die verschiedenen Mondphasen ausgeübt werden, und andererseits durch eher indirekte astrologische Einflüsse, die von den Tierkreiszeichen ausgehen, die der Mond auf seinem Erdumlauf gerade durchwandert (Mondstand). Diese verleihen den Mondkräften sozusagen die genaueren Ziele. Die spezifischen Wirkungen, die dabei ausgeübt werden, gehen auf die unterschiedlichen Qualitäten der Tierkreiszeichen zurück.

Die Verweildauer ist entscheidend

In den Tabellen ab Seite 128 ist die jeweilige Aufenthaltsdauer des Mondes in einem Tierkreiszeichen angegeben. Als Beurteilungskriterium dafür, von welchem Sternzeichen der einzelne Tag dominiert wird (ob z. B. noch ein Widder- oder schon ein Stiertag gegeben ist), gilt für uns nicht das Zeichen, in dem der Mond steht, wenn um 0.00 Uhr der Tag beginnt. Entscheidend ist vielmehr die Größe des Zeitraums, den der Mond am jeweiligen Tag in einem Sternzeichen verbringt. Denn je länger von einem Tierkreiszeichen Impulse ausgehen, desto stärker sind sie.

Urelemente und Tierkreiszeichen

Den seit Jahrtausenden überlieferten Erkenntnissen der Astromedizin entsprechend, werden die zwölf Tierkreiszeichen in vier Gruppen eingeteilt. Jede Gruppe ist einem Urelement zugeordnet, über welches die Sternzeichen astrologisch wirken.
Diese vier Urelemente – einst als die Grundbestandteile des Universums angesehen – sind Feuer, Erde, Luft und Wasser.

- Dem Element Feuer werden die Tierkreiszeichen Widder, Löwe, Schütze zugerechnet.
- Zum Element Erde gehören die Tierkreiszeichen Stier, Jungfrau, Steinbock.
- Das Element Luft bestimmt die Tierkreiszeichen Zwillinge, Waage, Wassermann.
- Dem Element Wasser werden die Tierkreiszeichen Krebs, Skorpion, Fische zugeordnet.

Durch die beschriebene Zuordnung der Tierkreiszeichen zu den Urelementen entstehen vier Elementegruppen, die auch als Trigonen bezeichnet werden. Diese Elementegruppen geben bestimmte Grundmuster in den verschiedenen Bereichen der Natur und des menschlichen Lebens an.

Der Einfluss auf die Körperregionen

In der Astromedizin wird von jeher jedem Tierkreiszeichen ein bestimmter Bereich des menschlichen Organismus zugeordnet (siehe Tierkreiszeichenmensch auf Seite 11f.), auf den es eine spezifische Wirkung ausübt. Der Mond durchwandert somit in jedem Monat nicht nur den Tierkreis, sondern quasi auch den ganzen Körper, wobei er im Lauf des Jahres wiederum verschiedene Kräfte entfaltet, je nachdem, in welcher Phase er sich befindet.

Was bedeutet das in der Praxis?

Ganz allgemein kann man sagen: Während der Mond ein bestimmtes Tierkreiszeichen durchläuft, sind die zugeordneten Körperregionen und Organsysteme einerseits besonders empfänglich für Entlastung, Pflege und Behandlung, andererseits besonders anfällig für verschiedene Belastungen und Risiken.

Für Ernährung, Gesundheitsvorsorge und Therapie lässt sich daraus ableiten: Alles, was man dem Organ bzw. Körperbereich, dessen Tierkreiszeichen vom Mond gerade durchschritten wird, an Gutem, Stärkendem, Heilendem angedeihen lässt, wird jetzt ganz besonders gut tun, stärken, heilen; alles aber, was für den betreffenden Körperbereich schlecht, schwächend, ungesund ist, wird sich jetzt besonders schädigend auswirken. So sollten auch chirurgische Eingriffe an den durch den jeweiligen Mondstand beeinflussten Organbereichen möglichst vermieden werden. Denn obwohl sie eine Heilung zum Ziel haben, bedeuten sie zuerst einmal eine besondere Belastung.

Mondstand und Ernährung

Wer die Zusammenhänge zwischen Mondstand und Wirkung auf den menschlichen Körper kennt, also weiß, an welchen Tagen welche Organe besonders sensibel, d. h. sehr aufnahmefähig, aber auch risikobeladener sind, kann seine Ernährung entsprechend darauf einstellen:

- beispielsweise an Widdertagen mehr Karotten essen, weil das darin enthaltene Selen zur Sehschärfe beiträgt,
- beispielsweise an Krebs- und Jungfrautagen auf besonders gesunde und leichte Nahrung Wert legen, um den Magen zu schonen und Verdauungsprobleme auszuschließen,
- beispielsweise an Waage- und Skorpiontagen noch mehr Flüssigkeit zu sich nehmen, um möglichst eine Blasenentzündung zu verhindern.

Trigonen und Organsysteme

Feuertrigone und Sinnesorgane

Über die Feuerzeichen (Widder, Löwe, Schütze) wirkt der Mond auf die Sinnesorgane.

Erdtrigone und Blutkreislauf

Durch die Erdzeichen (Stier, Jungfrau, Steinbock) beeinflusst der Mond den Blutkreislauf.

Lufttrigone und innere Drüsen

Mittels der Luftzeichen (Zwillinge, Waage, Wassermann) wirkt der Mond auf die inneren Drüsen.

Wassertrigone und Nervensystem

Über die Wasserzeichen (Krebs, Skorpion, Fische) beeinflusst der Mond die Nerven.

Tierkreiszeichen und Körperregionen

Widder

Dem Widder werden der Kopf (Gehirn), das Gesicht (Augen, Nase) und der Oberkiefer zugeordnet.

Stier

Der Stier wirkt auf den Unterkiefer, den Kehlkopf, den Hals (Mandeln, Schilddrüse), den Nacken und die Ohren.

Zwillinge

Die Zwillinge beeinflussen die Bronchien und Schulterpartie sowie die Arme und Hände.

Krebs

Der Krebs übt seine Wirkung auf Brust, Lunge, Magen sowie auf Leber und Galle aus.

Löwe

Der Löwe nimmt Einfluss auf das Herz, den Kreislauf, den Blutdruck und den Rücken.

Jungfrau

Der Jungfrau ordnet man den Stoffwechsel, die Verdauung, die Bauchspeicheldrüse, die Milz sowie die Nerven zu.

Waage

Die Wirkung der Waage zielt gleichermaßen auf die Hüftregion wie auf die ableitenden Organe, also Nieren und Blase.

Skorpion

Dem Skorpion werden die inneren und äußeren Sexualorgane sowie zusätzlich die ableitenden Harnwege zugeordnet.

Schütze

Der Schütze beeinflusst die Oberschenkel und ebenso die Venen.

Steinbock

Der Steinbock bestimmt neben den Knien und anderen Gelenken auch noch die Haut sowie den Knochenbau (Skelett).

Wassermann

Der Wassermann nimmt ebenso Einfluss auf die Unterschenkel wie auf die Venen und die Knöchel.

Fische

Den Fischen schließlich werden die Füße und Zehen zugeordnet.

Erhöhte Risiken für die Organe

So wie jedes Organ an dem Tag besonders empfänglich für Pflege und Stärkung ist, an dem der Mond in dem Tierkreiszeichen steht, das für den entsprechenden Körperbereich »zuständig« ist, so sensibel reagiert es auch auf Stoffe und Einflüsse, die zu einer Störung oder gar Erkrankung führen können. Im Allgemeinen wird man als gesunder Mensch keine umfassenden Sicherheitsvorkehrungen für jeden Tag treffen müssen; wer aber den einen oder anderen »schwachen Punkt« bei sich kennt bzw. wer für bestimmte Krankheiten prädestiniert ist, sollte die entsprechenden Termine beachten.
Denn Vorbeugen ist bekanntlich ja allemal besser als heilen!

Das **Allergierisiko** ist bei Vollmond besonders hoch und bei zunehmendem Mond erhöht.

Das Risiko für **Augenbeschwerden** ist besonders hoch an den Widdertagen in der Nähe des Vollmonds; an Widdertagen allgemein ist es erhöht.

Blasen- und Nierenbeschwerden treten besonders häufig an den Waagetagen bei zunehmendem Mond auf; auch an Waage- und Skorpiontagen allgemein ist das Risiko erhöht.

Frauenleiden zeigen sich mit einer gewissen Häufung an Skorpiontagen, relativ unabhängig von der Mondphase.

Das Risiko für **Fußbeschwerden** ist besonders hoch an den Fischetagen bei zunehmendem Mond; an Fischetagen allgemein ist es erhöht.

Gelenkschmerzen treten häufiger auf an den Steinbocktagen bei zunehmendem Mond, auch an Steinbock- und Wassermanntagen in den anderen Phasen des Mondes.

Das Risiko für **Halsschmerzen und Heiserkeit** ist besonders hoch bei zunehmendem Mond im Stier, aber an sonstigen Stiertagen auch spürbar höher.

Herz-Kreislauf-Probleme treten besonders ausgeprägt bei Vollmond im Löwen in Erscheinung, machen sich aber auch an Löwetagen allgemein bemerkbar.

Wer zu **Ischias (Hexenschuss)** neigt, sollte sich an Schützetagen bei zunehmendem Mond besonders in Acht nehmen; aber auch an allen anderen Schützetagen ist das Risiko erfahrungsgemäß ziemlich erhöht.

Kopfschmerzen und Migräne treten häufiger an Widdertagen auf, besonders an den Widdertagen im März und April bzw. im September und Oktober.

Leber- und Gallenblasenbeschwerden sind vor allem an Krebstagen zu befürchten, besonders bei zunehmendem Mond.

Auch das Risiko für **Magenbeschwerden** ist an Krebstagen erhöht.

Muskelschmerzen treten bevorzugt an Zwillinge- und Schützetagen auf.

Ohrenschmerzen zeigen sich leider öfter an den Stiertagen.

Rheumatische Beschwerden muss man besonders an Zwillingetagen bei zunehmendem Mond befürchten, und auch in den anderen Mondphasen sind sie an Zwillingetagen häufiger als sonst.

Schlafstörungen treten besonders häufig um und bei Vollmond auf; auch an Löwetagen leidet man nicht selten darunter.

Das Risiko für **Venenbeschwerden** ist erhöht, wenn der Mond im Schützen oder im Wassermann steht.

Verdauungsprobleme zeigen sich häufiger als sonst an Jungfrautagen bei zunehmendem Mond. Aber auch an Jungfrautagen allgemein sollte man möglichst leichte Kost zu sich nehmen.

Der Tagesrhythmus der Organe

So wie der Mond viele natürliche Rhythmen stimuliert, so bestimmt er auch den Ablauf von Aktivitäts- und Erholungsphasen unserer Körperorgane im Ablauf eines 24-Stunden-Tages mit. Die Kenntnis dieser so genannten Organuhr hilft dabei, den Alltag mehr im Einklang mit den körperlichen Möglichkeiten zu gestalten. Es liegt auf der Hand, dass dies nicht nur der Gesundheit äußerst zuträglich ist, sondern auch Leistungskraft und Erfolg erheblich steigern kann.

Wie aus der nachfolgenden Übersicht zu erkennen ist, befindet sich jedes Körperorgan für etwa zwei Stunden in einer Hochphase, d. h., es arbeitet besonders aktiv. Danach ist es für wiederum zwei Stunden in einer Tiefphase, während der es sich gewissermaßen von den Anstrengungen der vorangegangenen Hochphase erholt. In den Zeiten davor und danach arbeitet es ganz normal.

Wer den Tagesrhythmus der Verdauungsorgane betrachtet, wird auch verstehen, warum Frühstück und Mittagessen die wichtigsten Mahlzeiten des Tages sind, während das Abendessen eher klein ausfallen und spätestens um 19 Uhr abgeschlossen sein sollte. Die Organuhr bietet also eine wertvolle Orientierung, um vernünftige Essenszeiten zu wählen.

Schlussfolgerungen für Gesundheit und Wohlbefinden

Frühmorgens von 5 bis 7 Uhr

Der Dickdarm leistet jetzt aktive Verdauungsarbeit. Daher ist diese Zeitspanne sehr günstig, um den Darm zu entleeren. Das geht übrigens viel leichter, wenn man – am besten noch im Bett – ein Glas zimmerwarmes Wasser in kleinen Schlucken trinkt. Mit dem leider immer

Die so genannte Organuhr Info

Organ	Hochphase	Tiefphase
Dickdarm	05 – 07 Uhr	07 – 09 Uhr
Magen	07 – 09 Uhr	09 – 11 Uhr
Milz, Bauchspeicheldrüse	09 – 11 Uhr	11 – 13 Uhr
Herz	11 – 13 Uhr	13 – 15 Uhr
Dünndarm	13 – 15 Uhr	15 – 17 Uhr
Harnblase	15 – 17 Uhr	17 – 19 Uhr
Nieren	17 – 19 Uhr	19 – 21 Uhr
Kreislauf	19 – 21 Uhr	21 – 23 Uhr
Gallenblase	23 – 01 Uhr	01 – 03 Uhr
Leber	01 – 03 Uhr	03 – 05 Uhr
Lunge	03 – 05 Uhr	05 – 07 Uhr

noch propagierten Frühsport sollte man sich aber lieber zurückhalten, weil die Lunge gerade ihre Ruhephase hat. Die Zeit von 17 bis 21 Uhr ist für sportliche Aktivitäten viel besser geeignet.

Morgens von 7 bis 9 Uhr

Der Magen arbeitet während dieser beiden Stunden auf Hochtouren; er ist bereit für ein gutes, leicht verdauliches Frühstück.

Vormittags von 9 bis 11 Uhr

Jetzt ruht der Magen; ein zweites Frühstück wäre ungünstig. Auf Süßigkeiten sollte man in dieser Zeit auch besser verzichten, weil die Bauchspeicheldrüse damit zusätzlich belastet und in ihrer Entgiftungsfunktion beeinträchtigt würde.

Mittags von 11 bis 13 Uhr

Das Herz hat seine Hochphase; Körper und Geist sind zu Höchstleistungen fähig. Das Mittagessen sollte spätestens bis 13 Uhr eingenommen werden.

Nachmittags von 13 bis 15 Uhr

Herz und Kreislauf sind nun in der Ruhephase; Müdigkeit und Leistungsabfall machen sich bemerkbar. Der Dünndarm beginnt mit der Verdauungsarbeit. Eine Ruhepause (Siesta!) wäre jetzt günstig.

Spätnachmittags von 15 bis 17 Uhr

Um die Entgiftungsarbeit der Harnblase zu unterstützen, sollte man jetzt reichlich trinken – Wasser, Tee, Obstsäfte. Bei abnehmendem Mond ist das besonders wirksam. Die körperliche und geistige Leistungsfähigkeit steigt wieder an und erreicht einen zweiten Höhepunkt.

Abends von 17 bis 19 Uhr

Die Nieren sind in ihrer aktiven Phase; auch jetzt kann man sie durch reichliches Trinken unterstützen. Ein Spaziergang oder Jogging an frischer Luft hilft, den wachsenden Sauerstoffbedarf des Organismus zu decken. Das Abendessen sollte bis spätestens 19 Uhr eingenommen werden.

Abends von 19 bis 21 Uhr

Der Kreislauf ist jetzt in Hochform; Körper und Seele sind aufgeschlossen für Anregungen vielfältiger Art – Sport, Kino, Theater, Lesen, Lernen. Essen sollte man jetzt nicht mehr. Wer sehr früh aufstehen muss, sollte jetzt schon zu Bett gehen.

Spätabends von 21 bis 23 Uhr

Nun herrscht eine Zwischenphase, in der alle Organe gewissermaßen zum Energiesammeln übergehen. Ältere Menschen werden jetzt müde und sollten mit der Nachtruhe beginnen; jüngere sind oft noch munter und wollen ihre Aktivität ausleben.

Nachts von 23 bis 1 Uhr

Die Gallenblase arbeitet jetzt aktiv und schüttet Verdauungssäfte aus; man kann sie unterstützen, wenn man der einsetzenden Müdigkeit nachgibt und schlafen geht. Wer noch wach ist, sollte das letzte Glas Alkohol vor Mitternacht leeren und fette Speisen unbedingt meiden.

Nachts von 1 bis 3 Uhr

Die Leber mit ihrer lebenswichtigen Entgiftungsfunktion braucht viel Energie, die wir ihr im Schlaf liefern können. Wer jetzt noch aktiv sein muss, sollte unbedingt auf Alkohol und belastende Ernährung verzichten.

Nachts von 3 bis 5 Uhr

Die Lunge hat nun ihre Hochphase. Starke Raucher werden das spüren, wenn sie um diese Zeit von ihrem Raucherhusten geweckt werden. Wer eine längere Reise oder eine anstrengende Wanderung vorhat, sollte jetzt aufbrechen, weil Spann- und Leistungskraft nun höher sind als in der darauf folgenden Phase. Man kommt jetzt leichter »in die Gänge«.

Der Einfluss auf die Ernährung

Dass Ernährung und Gesundheit unmittelbar zusammenhängen, weiß jeder. Dennoch ist viel zu wenig bekannt, dass der Mond bei seiner Durchwanderung des Tierkreises auch einen wesentlichen Einfluss auf die Qualität der Ernährung ausübt. Wie sieht dieser Einfluss aus?

Beobachtungen und Erfahrungen haben gezeigt, dass der Organismus zu gewissen Zeiten – immer wenn sich der Mond in einem bestimmten Tierkreiszeichen befindet – auf bestimmte Nährstoffe in besonderer Weise reagiert. Häufig werden diese dann besonders gut aufgenommen und verwertet. Manchmal ist leider aber auch das Gegenteil gegeben – die Nährstoffe bekommen einem nicht, und man sollte sie zu diesen Zeiten besser meiden.

Man ist gut beraten, wenn man auf solche Zusammenhänge achtet. So kann man nicht nur Ernährungsfehler vermeiden, sondern auch verhindern, dass gewisse Nährstoffe, zu einem bestimmten Zeitpunkt gegessen, wegen allzu guter Verwertung dick machen oder sogar zu ernsthaften Erkrankungen führen.

Falsch wäre es allerdings auch, daraus sozusagen eine Speisekarte nach dem Mond ableiten zu wollen.

Richtiger ist vielmehr, seine Ernährungsgewohnheiten einmal unter diesem Aspekt zu überprüfen, Beobachtungen sowie Erfahrungen zu sammeln (z. B. in einem Ernährungstagebuch!) und mit den Signalen des eigenen Körpers zu vergleichen. Dann findet man vielleicht einen geeigneten Rhythmus, der Appetit, Geschmack und Bekömmlichkeit auf angenehme Weise miteinander verbindet. Und damit fängt gesunde Ernährung an!

Feuertrigone und Fruchtpflanzen

So wie der Mond, wenn er in einem Feuerzeichen (Widder, Löwe, Schütze) verweilt, das Wachstum von Fruchtpflanzen mit beeinflusst, fördert er auch die Bekömmlichkeit von Fruchtgemüse und vor allem von rotem Obst.

Außerdem werden an Feuertagen gut aufgenommen: Hülsenfrüchte, Getreide, scharfe Gewürze, Fisch, mageres Fleisch.

Feuertrigone und Eiweiß

Die Feuerzeichen (Widder, Löwe, Schütze) bestimmen die Eiweißqualität. An den Tagen, da der Mond in diesen Tierkreiszeichen steht, wirken eiweißhaltige Nahrungsmittel in der Regel besonders günstig auf unseren Organismus. Sie fördern den Zellaufbau und stärken physische Kraft sowie geistige Energien. Und der zusätzliche ernährungstechnische Vorteil: Eiweiß macht im Gegensatz zu Fett relativ schnell satt!

Achtung Bedenken Sie aber, dass jede Einseitigkeit in der Ernährung die positive Wirkung bestimmter Nahrungsmittel abschwächen und unter Umständen sogar aufheben kann. Gerade ein Überangebot an Eiweißen kann zu Verdauungsstörungen führen, die den Organismus eher schwächen. Vor allem zu viel tierisches Eiweiß kann nachweislich die Nierenfunktion beeinträchtigen.

Davon abgesehen haben zudem nicht wenige Menschen eine Eiweißallergie, sodass ihr Organismus auf gewisse körperfremde Eiweiße überreagiert.

Eiweiß

Eiweiße – oder Proteine – fungieren u. a. als Grundbausteine der Zellen, als Enzyme oder Hormone und sind deshalb für den Menschen unverzichtbar. Der menschliche Körper ist auf Proteine aus der Nahrung angewiesen, weil er selbst kein Eiweiß aus eiweißfremden Stoffen herstellen kann. Durch die Nahrung aufgenommene Proteine haben für den Menschen aber eine ganz unterschiedliche Qualität, weil einige unseren körpereigenen Eiweißstrukturen mehr entsprechen und andere weniger. Aus Eiweißqualität und -gehalt eines Nahrungsmittels kann man dessen effektiven Eiweißgehalt ermitteln (siehe Kasten links unten).

Eine Eiweißunterversorgung führt zu Stoffwechselstörungen und Muskelschwund, eine Überdosierung kann hohe Belastungen von Nieren und Leber zur Folge haben. Hier ist also ein im wahrsten Sinne des Wortes gesunder Mittelweg nötig.

Genauso wichtig ist aber auch, auf zu viel Fleisch wegen seines hohen Fett- und Purinspiegels zu verzichten und pflanzliches Eiweiß vorzuziehen. Allerdings ist die rein vegetarische Ernährung eine ziemlich schwierige Angelegenheit, wenn man jegliche Mangelerscheinung ausschließen möchte. Deshalb ist auch hier ein Kompromiss am besten – nämlich Gemüse und Fleisch.

Allerdings wäre es von großem gesundheitlichem Vorteil, wenn man bei dieser Kombination das Gemüse als Hauptgericht und Fleisch als Beilage betrachten würde.

Und was die schonende Zubereitung von Eiweiß betrifft, sollte man immer folgende Grundsätze beachten:

- Rohkost besitzt natürlich mehr Protein als gekochtes Gemüse.
- Beim Gemüsekochen sollte die Garzeit reduziert werden. Bissfestes ist noch bedeutend wertvoller als Zerkochtes.
- Ein kurz gebratenes Stück Fleisch verliert nicht so viel Eiweiß wie ein Braten.
- Fisch sollte gegrillt oder gebraten werden und nach Möglichkeit Kochfisch ersetzen. Fisch aus Konserven hat verschwindend wenig Protein.

Eiweißreiche Nahrungsmittel

Nahrungsmittel (100 g)	Effektiver Eiweißgehalt
Sojamehl	37,3 g
Sojabohnen	33,0 g
Harzer Käse	25,5 g
Mageres Rindfleisch	19,5 g
Schweinefilet	19,0 g
Fisch	16,0 g
Kichererbsen	13,1 g
Gekochtes Hühnerei	12,4 g
Grüne Erbsen	4,6 g
Milch	3,3 g

Erdtrigone und Wurzelpflanzen

So wie der Mond, wenn er in einem Erdzeichen (Stier, Jungfrau, Steinbock) steht, das Wachstum von Wurzelpflanzen mit beeinflusst, wirkt er sich auch positiv auf die Bekömmlichkeit von Wurzelgemüse aus.
Außerdem werden an Erdtagen gut aufgenommen: Pilze und alles Salzige.

Erdtrigone und Salz

Die Erdzeichen (Stier, Jungfrau, Steinbock) beeinflussen die Salzqualität. Man sollte einmal beobachten, ob man an diesen Tagen besonders Appetit auf Salziges hat oder nicht. Wenn ja, sollte man diesem Verlangen ruhig nachgeben, denn Salz braucht der Körper für die Bluternährung. An diesen Tagen ist die Wirkung dann entsprechend günstig.
Achtung Wenn Sie aus gesundheitlichen Gründen, z. B. wegen Bluthochdrucks, salzarm essen müssen, dann seien Sie an diesen Tagen besonders vorsichtig, denn auch geringere Mengen haben jetzt eine große, in diesem Fall negative Wirkung.

Salz

Wenn wir von Salz sprechen, meinen wir eigentlich Kochsalz, das aus Chlorid und vor allem Natrium besteht. Und eine Faustregel lautet: Je salziger etwas schmeckt, desto mehr Natrium ist drin. Natrium reguliert im menschlichen Organismus u. a. die Säuren-Basen-Balance und den Wasserhaushalt. Zusammen mit Kalium transportiert es wichtige Nährstoffe in alle Körperzellen. Vor allem die Funktionstüchtigkeit von Muskeln und Nerven ist auf eine entsprechende Natriumversorgung angewiesen. Normalerweise nimmt man durch die tägliche Nahrung genug Natrium auf. Meist sogar mehr als nötig, was problematisch werden kann, weil Natrium den Blutdruck erhöht. Zudem kann durch eine Überversorgung das Natrium-Kalium-Gleichgewicht gestört werden, was die Zellversorgung empfindlich behindert: Nervosität, Müdigkeit, Verdauungsstörungen

Natriumreiche Nahrungsmittel

Nahrungsmittel (100 g)	Natriumgehalt
Brühe als Instantpulver	20.000 mg
Brühwürfel	19.000 mg
Maggiwürze	6.240 mg
Sojasauce	6.000 mg
Gesalzene Sardellen	5.170 mg
Gepökelte Hachse	3.000 mg
Gekochtes Rippchen	3.000 mg
Matjesfilet	2.850 mg
Mettwurst	2.480 mg
Worcestersauce	2.000 mg
Geräucherter Lachs	1.880 mg
Roquefort	1.810 mg
Rauchfleisch	1.800 mg
Salzstangen	1.790 mg
Schinkenwurst	1.625 mg
Harzer Käse	1.500 mg
Schafkäse	1.300 mg
Limburger	1.300 mg
Salami	1.260 mg
Schmelzkäse	1.200 mg
Leberwurst	1.180 mg
Tilsiter	1.000 mg
Camembert	970 mg
Bratwurst	950 mg

oder Herzprobleme können dann die Folgen sein.Für Menschen mit gewissen Anfälligkeiten in diesem Bereich ist allerdings problematisch, dass man Natrium nicht immer schmeckt. Manchmal ist es recht gut »versteckt«, beispielsweise im Käse. Es wäre also von Vorteil, sich die natriumreichsten Nahrungsmittel (siehe Kasten auf Seite 37) einzuprägen.

Lufttrigone und Blütenpflanzen

So wie der Mond, wenn er ein Luftzeichen (Zwillinge, Waage, Wassermann) durchwandert, das Wachstum von Blütenpflanzen mit beeinflusst, steigert er auch die Bekömmlichkeit von Artischocken und Brokkoli.
Außerdem werden an Lufttagen gut aufgenommen: Avocados, Borretsch-, Holunder- und Lavendelblüten.

Nahrungsmittel mit viel mehrfach ungesättigten Fettsäuren

Nahrungsmittel (100 g)	Fettsäure-anteil
Distelöl	75,0 g
Leinöl	72,0 g
Walnussöl	70,9 g
Sojaöl	61,0 g
Sonnenblumenöl	60,7 g
Mayonnaise (80 % Fett)	50,0 g
Diätmargarine	47,0 g
Sesamöl	42,5 g
Walnüsse	41,5 g
Pinienkerne	41,0 g
Sonnenblumenkerne	28,0 g
Rapsöl	27,7 g
Margarine	25,5 g
Kartoffelchips	20,1 g
Erdnussbutter	18,5 g
Gesalzene Erdnüsse	16,5 g
Remoulade (50 % Fett)	10,0 g

Lufttrigone und Fett

Die Luftzeichen (Zwillinge, Waage, Wassermann) unterstützen die Nahrungsfette bei ihrer Wirkung auf den Organismus. Oft bekommt Fettes und Öliges an diesen Tagen recht gut und beeinflusst z. B. die inneren Drüsen positiv. Wenn man es sich gesundheitlich leisten kann, sollte man an diesen Tagen einfach einmal seinem Appetit nachgeben und den Schweinebraten bestellen, bei dessen Anblick einem schon das Wasser im Mund zusammenläuft.
Achtung Gerade beim Fett gehen die Meinungen weit auseinander. Vor allem tierische Fette (bis auf bestimmte Fischfette) haben einen schlechten Ruf, weil ein Zuviel nachweislich den Cholesterinspiegel erhöht oder Herz-Kreislauf-Erkrankungen mit verursacht. Bei den pflanzlichen Fetten sieht das allerdings schon ganz anders aus.
Meiden Sie Fettes gerade an den Lufttagen, wenn es Ihnen grundsätzlich nicht bekommt oder Sie es aus gesundheitlichen Gründen reduzieren müssen. Sie gehen damit einer sehr ungünstigen Wirkung aus dem Weg.

Fett

Fette sind als wichtige Bausteine am Aufbau der Zellwände beteiligt. Sie sorgen zudem für die Elastizität der Organe, was diese vor mechanischen Belastungen schützt. Fette isolieren den Körper vor zu viel Kälte oder Wärme und liefern als Kraftdepot doppelt so viel Energie wie Eiweiße oder Kohlenhydrate. Und sie tragen wesentlich zur Verwertung der Vitamine A, D, E und K bei.

Fette sind also nicht nur Geschmacksträger, sondern für unsere Gesundheit unverzichtbar. Aber es müssen die richtigen Fette sein! Beachten Sie hierzu folgende Tatsachen.

- Tierische Fette sind schon allein wegen ihrer Schadstoffbelastung durch Pestizide und Schwermetalle gesundheitlich sehr problematisch.
- Gesättigte Fette aus Fleisch, Milchprodukten und gehärteten Ölen (z. B. gehärteter Margarine) sind minderwertig – verglichen mit den Fetten gewisser Fische (z. B. Lachs oder Makrele) und verglichen mit den mehrfach ungesättigten Fettsäuren von Pflanzenölen (z. B. Distelöl).
- Süßgebäck (von der Apfeltasche bis zum Mandelhörnchen) enthält nicht nur Einfachzucker, sondern auch viele versteckte minderwertige Fette.

Was ist also zu tun? Gesättigte Fette sollten maximal zehn Prozent der täglichen Energiezufuhr ausmachen. Man sollte grundsätzlich mehr Fisch als Fleisch essen und dieses nach Möglichkeit nur ein- oder zweimal pro Woche auf den Tisch bringen. Tierische oder gehärtete Fette sollten durch Pflanzenöle ersetzt und der Konsum von Süßgebäck reduziert werden.

Sind Pflanzenöle völlig unbedenklich? Auch wenn ihre mehrfach ungesättigten Fettsäuren Hauterkrankungen, anderen Organveränderungen und Störungen im Wasserhaushalt vorbeugen, steigern sie bei einer Überdosierung ebenfalls das Infarktrisiko. Lediglich Olivenöl, das relativ wenig ungesättigte Fettsäuren enthält, senkt auch beim Konsum großer Mengen das Infarktrisiko.

Nahrungsmittel mit hochwertigen Kohlenhydraten

Nahrungsmittel (100 g)	Kohlenhydratanteil
Cornflakes	77,6 g
Salzstangen	74,5 g
Zwieback	72,5 g
Knäckebrot aus Weizen	66,5 g
Knäckebrot aus Roggen	64,0 g
Haferflocken	60,5 g
Vollkornnudeln	58,0 g
Reife Erbsen	54,0 g
Reife Linsen	50,8 g
Butterkekse	50,0 g

Wassertrigone und Blattpflanzen

So wie der Mond, wenn er sich in einem Wasserzeichen (Krebs, Skorpion, Fische) befindet, das Wachstum von Blattpflanzen mit beeinflusst, trägt er auch zur Bekömmlichkeit von Blattgemüsen und Salaten bei.

Außerdem werden an Wassertagen gut aufgenommen: alle Blattkräuter, z. B. Beinwell, Engelwurz, Melisse, Minze oder Petersilie.

Wassertrigone und Kohlenhydrate

Die Wasserzeichen (Krebs, Skorpion, Fische) bedingen eine besondere Kohlenhydratqualität. Viele bevorzugen an diesen Tagen Brot, Kuchen, Mehlspeisen und Süßigkeiten. Das muss nicht falsch sein, denn Kohlenhydrate gelten u. a. als »Nervennahrung« und werden benötigt. Allerdings muss man auch bei den Kohlenhydraten genau differenzieren.

Achtung Wenn Sie Stoffwechselprobleme haben und überdies etwas für die schlanke Linie tun wollen oder müssen, halten Sie sich an diesen Tagen besser zurück, denn kohlenhydratreiche Nahrungsmittel setzen dann besonders an.

Kohlenhydrate

Kohlenhydrate – oder Zucker – sind der wichtigste »Treibstoff« des menschlichen Organismus. Aufgrund ihres niedrigen Sauerstoffverbrauchs bei der Oxidation sind sie hinsichtlich der Energiegewinnung für den Körper noch wichtiger als Fette oder Eiweiße. Der Ruf der Kohlenhydrate ist mittlerweile aber ziemlich angeschlagen – und das zu Unrecht bzw. weil meist nicht präzise unterschieden wird.

Klar ist: Zucker kann den Insulinhaushalt gehörig durcheinander bringen und deshalb zum maßgeblichen Dickmacher werden. Aber das bezieht sich nur auf die minderwertigen Kohlenhydrate mit ein oder zwei Zuckermolekülen (wie z. B. in Pralinen oder getrockneten Datteln).

Weniger bekannt oder oft nicht bedacht ist: Hochwertige Mehrfachzucker (wie z. B. in Vollkornnudeln oder Gemüse) sind hoch energetische Brennstoffe.

Nahrungsmittel mit minderwertigen Kohlenhydraten

Nahrungsmittel (100 g)	Kohlenhydratanteil
Kaugummi mit Zucker	78,5 g
Geleefrüchte	77,8 g
Honig	75,1 g
Orangenmarmelade	69,5 g
Pralinen	68,9 g
Nougat	64,5 g
Rosinen	64,0 g
Baiser	62,0 g
Weiße Schokolade	58,3 g
Zimtsterne	53,7 g
Marzipan	49,0 g
Milchschokolade	44,6 g
Lebkuchen	41,9 g
Pfeffernüsse	36,0 g
Kirschlikör	32,0 g
Weihnachtsstollen	30,2 g
Eierlikör	28,0 g

Weitere Nachteile minderwertiger Kohlenhydrate

- Sie fördern Diabetes, weil sie den Insulinhaushalt des Körpers zu sehr strapazieren.
- Sie sorgen in Magen und Darm für eine starke Übersäuerung, was Pilz- und Krebserkrankungen begünstigt.
- Sie rauben dem Körper unnötig Vitamine und Mineralien.
- Sie lassen den Blutzuckerspiegel viel zu schnell und stark ansteigen, was eine Insulinausschüttung bedingt, die den Blutzuckerspiegel wiederum drastisch senkt. Die Folgen sind Müdigkeit und erneuter Hunger.

Weitere Vorteile vollwertiger Kohlenhydrate

- Sie besitzen viele Vitamine, Mineralien und Spurenelemente.
- Da sie aus mehreren Zuckermolekülen bestehen, werden sie im Körper langsamer abgebaut, wodurch sich wiederum der Blutzuckerspiegel langsam und kontinuierlich aufbaut. Auf diese Weise bleibt man auch viel länger satt.

Tierkreiszeichen und Zuordnungen

Info

Tierkreis zeichen	Element	Pflanzenteil	Nährstoff	Körperregion, Organsystem
Widder	Feuer	Frucht	Eiweiß	Kopf, Gesicht, Sinnesorgane
Stier	Erde	Wurzel	Salz	Kiefer, Hals, Nacken, Blutkreislauf
Zwillinge	Luft	Blüte	Fett	Schultern, Arme, Hände, Drüsen
Krebs	Wasser	Blatt	Kohlenhydrat	Magen, Lunge, Galle, Leber, Nervensystem
Löwe	Feuer	Frucht	Eiweiß	Herz, Kreislauf, Blutdruck, Sinnesorgane
Jungfrau	Erde	Wurzel	Salz	Stoffwechsel, Verdauung, Blutkreislauf
Waage	Luft	Blüte	Fett	Hüfte, Nieren, Blase, Drüsen
Skorpion	Wasser	Blatt	Kohlenhydrat	Sexualorgane, Harnleiter, Nervensystem
Schütze	Feuer	Frucht	Eiweiß	Oberschenkel, Venen, Sinnesorgane
Steinbock	Erde	Wurzel	Salz	Knie, Haut, Knochen, Blutkreislauf
Wassermann	Luft	Blüte	Fett	Unterschenkel, Venen, Drüsen
Fische	Wasser	Blatt	Kohlenhydrat	Füße, Zehen, Nervensystem

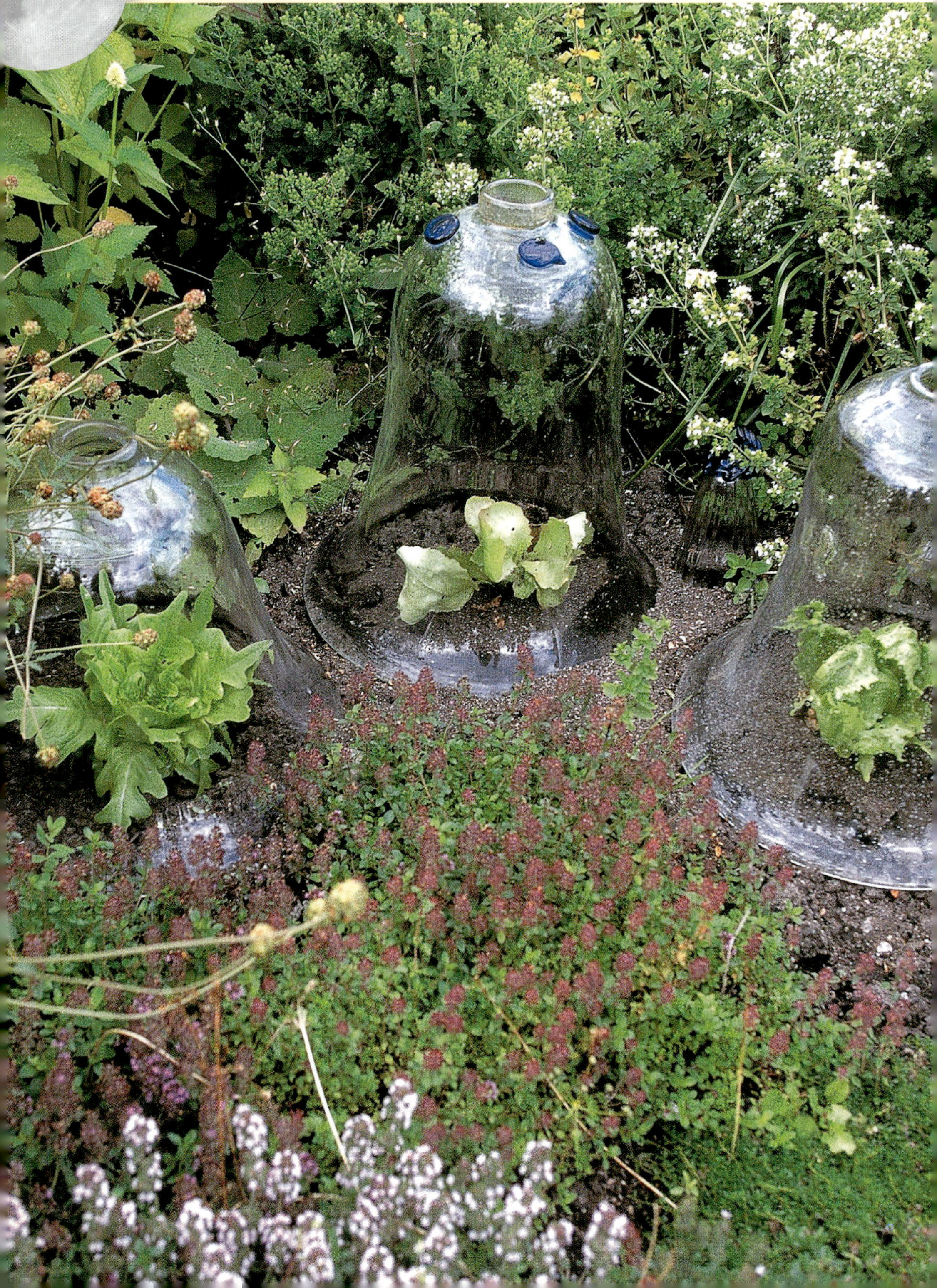

Special: Die Mond-Heilkräuter

Kräuter können Krankheiten lindern und oftmals sogar heilen. Allerdings ist es von Vorteil, genau zu wissen, bei welcher Mondkonstellation sie gepflückt und verarbeitet werden sollten, damit sie kräftig und wirksam genug sind. Denn je nach Phase und Stand im Tierkreis wirkt der Mond auf ganz unterschiedliche Kräuter bzw. unterschiedliche Teile einer Pflanze.

Lange Zeit galt die Welt der Heilpflanzen und -kräuter als die »Apotheke Gottes«, aus der sich jedermann Linderung oder Heilung für große und kleine Beschwerden holen konnte.

Erst vor etwa 100 Jahren trat die Chemie und mit ihr die pharmazeutische Industrie ihren Siegeszug an. Zuerst »baute man die Natur nach«, d. h., man synthetisierte die natürlichen Wirkstoffe, die in Pflanzen und Kräutern vorkamen. Bald reicherte man die Konzentration dieser Stoffe erheblich an und begann auch damit, künstliche Wirkstoffkombinationen herzustellen, deren Wirkung erstaunlich war. Doch mit den Wirkungen erhöhten sich auch die Nebenwirkungen, die wiederum neue Medikamente erforderlich machten – wieder mit neuen Nebenwirkungen usw.

Was ein Segen für die Menschheit sein sollte, erwies sich immer öfter als Fluch. Viele schlucken mittlerweile immer mehr, immer stärkere, immer teurere Medikamente – ein Teufelskreis, dem man nur schwer entkommt.

Gewiss, für manches schwere Leiden sind synthetische Pharmaka unverzichtbar. Sie können Leben retten bzw. erhalten und schwere Schmerzen lindern. Doch für viele Alltagswehwehchen – einen Schnupfen, leichten Kopfschmerz oder Verdauungsprobleme u. v. m. – braucht es die »chemische Keule« in der Regel nicht. Eine Erkenntnis, die sich wieder mehr und mehr durchzusetzen beginnt! Vor allem Tees aus heimischen Kräutern sind wieder in, weil sie sanft und natürlich dabei helfen, gesund zu bleiben und kleine Störungen zu beheben.

Der Mond erhöht die Heilkraft

Die Astromedizin entdeckte schon vor mehr als 1000 Jahren die Einflüsse des Mondes auf die Heilwirkung der Pflanzen. Diese Einflüsse sind ganz verschiedener Art und haben doch einen Effekt: Sie alle zusammen optimieren die Heilkraft einer bestimmten Heilpflanze, wenn man sie zum richtigen Zeitpunkt sammelt bzw. erntet, trocknet, verarbeitet und anwendet. Welche Mondwirkungen sind das?

Da sind zum einen die Mondphasen, die Einfluss auf das Wachstum und den richtigen Anbau- bzw. Erntezeitpunkt nehmen.

Zum anderen sind es natürlich die Tierkreiszeichen, die der Mond durchwandert und die ihren Einfluss sowohl auf den wirksamen

Pflanzenteil (Wurzel, Blätter, Blüten oder Früchte) als auch auf die dafür empfängliche, dem jeweiligen Tierkreiszeichen zugeordnete Körperregion ausüben.

- Die Feuerzeichen (Widder, Löwe, Wassermann) sind besonders für die Qualität von Früchten und Samen von Bedeutung.
- Die Zeichen der Erdtrigone (Stier, Jungfrau, Steinbock) wirken vor allem auf die Wurzeln der Gewächse.
- An den Lufttagen (bei Mond in Zwillinge, Waage oder Wassermann) werden besonders die Blüten beeinflusst.
- Die Wasserzeichen (Krebs, Skorpion, Fische) wirken insbesondere auf die Blätter, aber auch auf die Stängel der Pflanzen ein.

Das bedeutet z. B., dass man ein »Widderkraut« am besten an einem Widdertag in dem vom Widder beeinflussten Körperbereich anwendet, weil dieser jetzt sehr empfänglich für heilende und pflegende Maßnahmen ist.
Aber was hier wie ein kompliziertes Geflecht aus Ursachen und Wirkungen erscheint, ist in Wirklichkeit ganz einfach: Es haben sich über die Jahre nämlich ganz bestimmte Regeln herausgebildet, die jetzt vorgestellt werden.

Grundregeln beim Sammeln und Verarbeiten

Es werden verschiedene Teile der Pflanzen zur Heilung eingesetzt, und aufgrund des Wissens über die unterschiedlichen Mondimpulse kann dies sehr gezielt geschehen. Wenn man z. B. die Blätter einer Pflanze verwenden will, erntet man sie bei zunehmendem Mond an einem Blatttag (Krebs, Skorpion, Fische), da sich dann die Energien des Mondes auf die Blätter einer Pflanze konzentrieren und dadurch die Heilkraft in den Blättern besonders intensiv ist.
Die günstigste Tageszeit hängt davon ab, ob die Pflanzenteile Sonnenlicht vertragen – am meisten betrifft dies die Wurzeln, da diese keinem Sonnenlicht ausgesetzt werden sollten. Man gräbt sie am besten nachts bei Vollmond aus, da sie so vor Sonnenlicht geschützt sind und von den starken Energien des Vollmonds profitieren.

Wichtige Hinweise — Info

- Generell sollte man beachten, dass nur Pflanzen gesammelt und angewendet werden, die man wirklich kennt und deren Wirkung nachgewiesen ist. Im Zweifelsfall sollte man sich mit einem Arzt für Naturheilkunde oder einem Apotheker beraten.
- Es versteht sich von selbst, dass Heilpflanzen, die unter Natur- oder Artenschutz stehen, nicht gesammelt werden. Einige dieser Pflanzen werden auch angebaut und können in der Apotheke erworben werden.
- Um zu vermeiden, dass Schad- oder Fremdstoffe die Wirkung beeinträchtigen oder gar ins Gegenteil verkehren, sollte man Heilkräuter nicht in der Nähe stark befahrener Straßen oder auf gedüngten Wiesen bzw. Feldern sammeln.
- Auch sollte man nie mehr von den Kräutern ernten, als man für den Gebrauch in der nächsten Zeit benötigt. Heilkräuter verlieren nach einiger Zeit ihre Wirkung – länger als ein Jahr sollte man sie nicht aufbewahren.

Früchte und Samen sammeln bzw. ernten

Hier gibt es – je nach Verwendungszweck – zwei in etwa gleichwertige Optionen: bei abnehmendem Mond an Fruchttagen (Widder, Löwe, Schütze), wenn man die Früchte bzw. Samen aufbewahren will; bei zunehmendem Mond an Fruchttagen, wenn man die Früchte bzw. Samen sofort verwenden will.
Weniger günstig ist es, Früchte oder Samen bei Vollmond bzw. an Steinbock-, Krebs-, Jungfrau- und Fischetagen zu sammeln bzw. zu ernten.

Wurzeln sammeln bzw. ernten

Bei Vollmond an einem Steinbock- oder Jungfrautag (vor Sonnenaufgang oder nach Sonnenuntergang) gesammelt, entfalten sie ihre stärkste Heilwirkung. Kann man diesen optimalen Zeitpunkt nicht einhalten, sollte man die Wurzeln bei abnehmendem Mond bzw. Neumond an einem Steinbock- oder Jungfrautag ausgraben.
Weniger günstig ist es bei zunehmendem Mond (auch in den Nächten); ganz ungünstig bei zunehmendem Mond an allen Krebstagen.

Blüten sammeln bzw. ernten

Sehr günstig ist es, blühende Kräuter bei zunehmendem Mond am späten Vormittag eines Blütentags (Zwillinge, Waage, Wassermann) zu sammeln. Auch bei Vollmond an einem Blütentag ist es noch günstig.
Bei abnehmendem Mond sollte man Blüten möglichst nicht sammeln, auf keinen Fall an einem Blatttag (Krebs, Skorpion, Fische) in dieser Mondphase: Sie haben dann nämlich kaum Heilkraft und verderben sehr schnell.

Blätter sammeln bzw. ernten

Wenn man die Blätter heilkräftiger Pflanzen sammeln bzw. ernten will, sollte man dies am besten bei zunehmendem Mond an einem Skorpiontag tun. Günstig sind auch noch Krebs- oder Fischetage, ebenfalls bei zunehmendem Mond.
Weniger günstig ist es bei abnehmendem Mond, ganz ungünstig bei abnehmendem Mond an einem Wurzeltag (Stier, Jungfrau, Steinbock).
Bei den Blattkräutern gibt es eine wichtige Ausnahme: Brennnesseln (zur Blutreinigung) sammelt man besser bei abnehmendem Mond, besonders günstig an einem Skorpiontag.

Trocknen und abfüllen

Kräuter bzw. Pflanzenteile werden möglichst an der Luft, aber nicht in praller Sonne getrocknet. Sehr günstig ist dafür die Zeit des abnehmenden Mondes (vor allem an Zwillinge-, Waage- oder Wassermanntagen), weniger geeignet die des zunehmenden Mondes (vor allem an Krebs-, Skorpion- und Fischetagen). Vollmondlicht sollten die trocknenden Kräuter nicht ausgesetzt werden.
Zum Aufbewahren werden die getrockneten Kräuter in Papiertüten, besser noch in dunkle Gläser abgefüllt. Metall- oder Plastikbehälter sind weniger geeignet. Das Abfüllen sollte ebenfalls bei abnehmendem Mond vorgenommen werden, möglichst nicht bei zunehmendem Mond, keineswegs aber an einem Vollmondtag.

Wichtige Anwendungsformen

Es gibt viele Möglichkeiten, Heilkräuter wirksam anzuwenden: getrocknet und im Ganzen, zerstoßen, pulverisiert – so wirken sie als Inhalt von Kräuterkissen, Salben, Tinkturen oder als Badezusatz über die Haut bzw. Atemwege.
Häufiger und im Ernährungszusammenhang von großem Interesse sind innerliche Anwendungen in Form von Tees, bei denen die pflanzlichen Wirkstoffe besonders gut aufgeschlossen und direkt zum Wirkungsort transportiert werden.

Der Aufguss

Zur Herstellung eines klassischen Heiltees werden die Kräuter mit kochendem Wasser übergossen und sollten dann in einem bedeckten Gefäß ca. 10 Minuten ziehen. Anschließend wird der Tee noch warm durch ein Sieb gegeben. Aufgüsse stellt man in aller Regel aus geschnittenen Stängeln, Blättern, Blüten, Samen oder Früchten her. Fruchtkräuter, die ätherische Öle enthalten, sollten vor dem Überbrühen zerquetscht oder zerstoßen werden: z. B. Anis-, Dill- oder Kümmelsamen.

Die Abkochung

Abkochungen werden meist von Holz-, Rinden- oder Wurzelstücken hergestellt. Hierzu wird die im Rezept angegebene Menge mit kochendem Wasser übergossen und ca. 30 Minuten kurz vor dem Sieden gehalten, bis man den Sud schließlich abseihen kann.

Das Kaltmazerat

Kaltmazerate sind Auszüge, die man bei Raumtemperatur und nur von wenigen Pflanzen herstellt – entweder um eine bessere Verträglichkeit zu erreichen (z. B. bei Bärentraubenblättern) oder um bei stärkehaltigen Kräutern eine Verkleisterung zu vermeiden.
Dazu werden die zerkleinerten Pflanzen mit kaltem Wasser übergossen und ca. 8 Stunden stehen gelassen, wobei man gelegentlich umrührt. Danach wird abgeseiht. Man sollte den Kaltauszug vor dem Trinken aber kurz aufkochen, um eventuelle mikrobiologische Verunreinigungen unschädlich zu machen.

Kleines Abc der Mond-Heilkräuter

Die nachfolgende Zusammenstellung der wichtigsten heimischen Wild- und Kulturkräuter soll Anregungen geben, wie die Mondkräfte beim Anwenden einiger Kräuterzubereitungen (vor allem Tees) genutzt werden können.

Akelei

Man greift auf die Blätter der Heilpflanze bei Kopfschmerzen, bei Infektionen im Kopfbereich sowie bei Lippenherpes und Schluckbeschwerden zurück. Die Anwendung ist an Widdertagen am erfolgreichsten.

Baldrian

Ein Tee aus den Wurzeln hilft gegen Nervosität, bei Magen- und Darmkrämpfen sowie gegen Schlafstörungen. Anwenden sollte man das Kraut an Krebs-, Löwe- und Jungfrautagen.

Basilikum

Eine Zubereitung aus den Blättern hilft bei Bronchitis und grippalem Infekt. Stier- und Zwillingetage sind die besten Termine.

Beifuß

Man verwendet die Knospen und Blüten bei Magen- und Darmbeschwerden. Die allergünstigsten Mondtermine sind erfahrungsgemäß Krebs- und Jungfrautage.

Brennnessel

Ein Tee aus den Blättern wirkt in erster Linie blutreinigend, hilft aber auch gut bei Nieren- und Blasenleiden sowie bei Gicht und verschiedenen Hauterkrankungen. Anwenden sollte man Brennnesseln vor allem an Löwe-, Waage- und Steinbocktagen.

Dill

Zubereitungen aus den Blättern oder den Samen wendet man bei Rheuma, Blähungen und leichten Magenbeschwerden an. Sämtliche Zwillinge- und Krebstage sind dafür die allergünstigsten Termine.

Fenchel

Blätter und Samen helfen gegen Bronchitis, lindern aber auch Magen-Darm-Beschwerden. Die Anwendung sollte möglichst erfolgen, wenn der Mond in Stier, Zwillinge, Krebs oder Jungfrau steht.

Kamille

Ein Tee aus den Blüten der bekannten Heilpflanze wird besonders bei nervösen Magenbeschwerden und innerer Unruhe verabreicht. Dafür sind Krebs- und Jungfrautage die besten Mondtermine.

Knoblauch

Man verwendet die Knollen (Wurzeln) bei Erkrankungen der Atemwege, bei Gicht, Rheuma sowie bei Leber- und Gallenleiden. Außerdem senkt Knoblauch den Blutdruck und fördert die Durchblutung. Zwillinge-, Krebs-, Löwe- und Steinbocktage sind dafür die günstigsten Termine.

Liebstöckel

Die Blätter des beliebten Küchengewürzes helfen bei Schilddrüsenschwellungen, aber auch gegen lästige Blähungen. Die Anwendung sollte an Stier- und Jungfrautagen geschehen.

Melisse

Ein Tee aus den Blättern hilft gegen chronische Müdigkeit und hellt Depressionen auf. Die günstigsten Anwendungstermine sind erfahrungsgemäß die Löwe- und Fischetage.

Ringelblume

Ein Tee aus den Blüten der Gartenschönheit hilft bei Magenbeschwerden bzw. bei vielerlei Hautirritationen. Krebs- und Steinbocktage sind besonders geeignete Mondtermine.

Salbei

Man verwendet die Blätter bei Blasen-, Gallen- und Leberbeschwerden, aber auch bei Zahnfleischentzündung. Günstige Anwendungstermine sind Stier-, Krebs- sowie Waagetage.

Schafgarbe

Ein Aufguss aus den Blüten der Pflanze hilft bei Menstruationsbeschwerden. Besonders günstig sind Skorpiontage.

Ysop

Man wendet eine Zubereitung aus den Blättern bei Steinleiden und zur Blutreinigung an. Bei Mond in Löwe oder Waage ist die Anwendung am effektivsten.

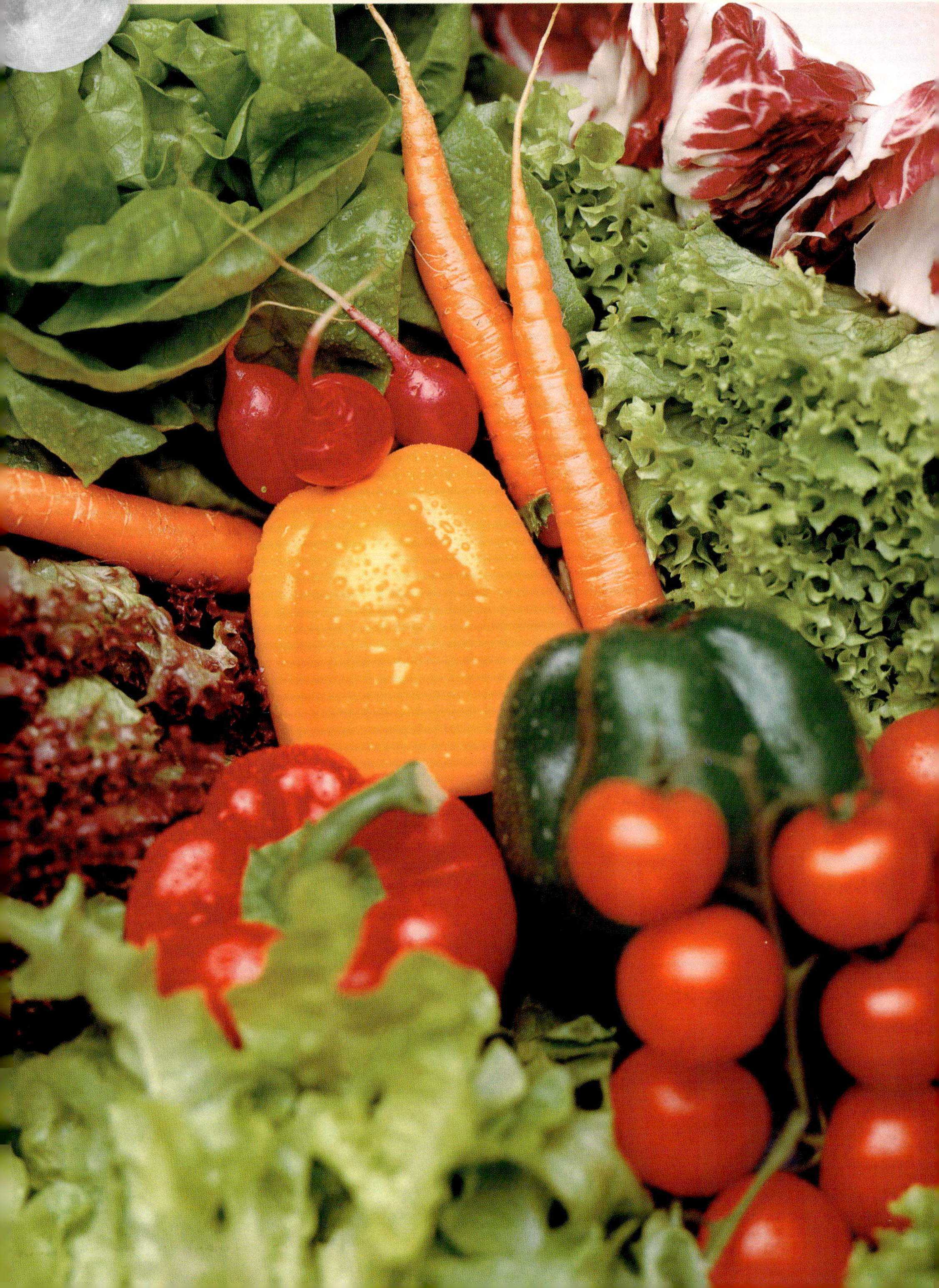

Ernährung nach dem Mond

Haben Sie morgens mehr Lust auf Fruchtiges oder eher auf besonders nahrhafte Vollkornkost? Steht Ihnen mittags der Sinn nach einem leichten Salat oder mehr nach saftig Gebratenem? Und abends? Egal – wer bei seiner Ernährung auch auf die Impulse des Mondes achtet, wird seinen jeweiligen Appetit nie bereuen müssen.

Der griechische Begriff »Diät« bedeutet eine »Änderung der Ernährung, um Heilwirkungen zu erreichen«. Und dies beschreibt genau die Intention dieses Buches: Hier wird nicht versucht, durch neue Methoden vor allem ein schnelles Abnehmen voranzutreiben. Absicht ist es, mehr Aufmerksamkeit für gewisse natürliche Zusammenhänge zu entwickeln, damit durch eine bewusstere Ernährung die Gesundheit des Körpers unterstützt und Übergewicht möglichst ausgeschlossen wird.

Die meisten Diäten haben nur wenig Erfolg, weil sie auf den Einzelnen nicht individuell genug zugeschnitten und zu einseitig sind. Eine Diät nach dem Mondrhythmus aber trägt zu einer ausgewogenen Ernährung bei: Zum einen wird hier auf natürliche Gegebenheiten geachtet, die für jeden menschlichen Körper zutreffen. Zum anderen ist prinzipiell alles erlaubt – in einem gesunden Verhältnis, weshalb die Monddiät Obst und Gemüse dem Fleisch vorzieht.

Diät als Weg, nicht als Trick

Dieses Kapitel klärt, welche besonders geeigneten Nahrungsmittel man an den einzelnen Tagen zu sich nehmen kann: Dabei erhalten Sie für alle zwölf Mondstände ausführliche Hinweise auf Obst, Gemüse, Kräuter und anderes, was Ihre Ernährung jetzt bereichert. In den Tabellen des Anhangs können Sie sich genau über Mondphasen und -stände informieren. Mit Ihrem hier erworbenen Mondwissen ist es dann leicht, den richtigen Weg zur gesünderen Ernährung zu beschreiten.

Ein Beispiel

Angenommen, Sie möchten an einem Widdertag kochen und können frei entscheiden, was auf den Tisch kommt. Dann spricht u. a. sehr viel für Paprikaschoten. Warum?

Widder gehört zu den Feuerzeichen und Paprika zu den Fruchtgemüsen. Viele Erfahrungen haben gezeigt, dass an Feuertagen Fruchtgemüse besonders gut bekömmlich sind und in aller Regel Eiweißstoffe vom Körper sehr gut verwertet werden. Betrachtet man nur eine der Qualitäten von Paprika, ist dies auch kaum verwunderlich: Dieses Gemüse aktiviert nämlich den Eiweißstoffwechsel.

Zudem ist bekannt, dass der Mond über das Tierkreiszeichen Widder Einfluss auf den Kopfbereich nimmt, was für diesen gewisse Risiken erhöht, andererseits aber auch Vorbeuge- oder Pflegemaßnahmen effektiver macht. Und Paprika beugt erwiesenermaßen Migräne vor, verbessert Sehkraft sowie Konzentrationsfähigkeit und stärkt die Mundschleimhaut.

Dies lässt darauf schließen, dass der Körper an den jeweiligen Tagen eben genau das optimal aufnimmt, was er im Moment braucht und was ihm daher auch besonders gut tut.

Körper und Ernährung an Widdertagen

Dem Feuerzeichen Widder werden die Körperregionen Kopf (auch das Gehirn) und Gesicht zugeordnet, insbesondere die Bereiche bis unterhalb der Nase, also auch die Augen, die Nase und der Oberkiefer. Als Organsystem sind dem Widder die Sinnesorgane zugeordnet.
Kopf (Gehirn) und Gesicht (Augen, Nase) verlangen an Widdertagen unsere besondere Aufmerksamkeit. Alles, was für diesen Körperbereich angenehm ist, tut ihm jetzt besonders gut; alles, was ihm schadet, ist jetzt besonders schädlich. Das Kopfschmerz- und Migränerisiko ist an Widdertagen erhöht – deshalb sollten empfindliche Menschen auf Kaffee und Schokolade besser verzichten.
An Widdertagen beeinflussen die Mondkräfte die Eiweißqualität. Der Organismus kann jetzt alle mit der Nahrung zugeführten Eiweißstoffe optimal aufnehmen und verwerten. Eiweißstoffe fördern den Zellaufbau und steigern die körperliche sowie geistige Leistungsfähigkeit. Wer jedoch Verdauungs- oder Stoffwechselprobleme hat, sollte an diesen Tagen eher zurückhaltend sein, um ein Überangebot von Eiweiß in der Ernährung zu vermeiden.
Die grundsätzlichen Nahrungsfavoriten an diesen Tagen sind Fruchtgemüse, Hülsenfrüchte und rotes Obst.

Obst, Gemüse und anderes

An den Tagen, wenn der Mond über das Tierkreiszeichen Widder auf die jeweiligen Körperregionen bzw. die Sinnesorgane wirkt, sollte man möglichst folgende Obst- und Gemüsesorten essen. Diese schwächen die jetzigen Risiken ab bzw. unterstützen die Linderung bereits vorhandener Probleme. Zudem unterstützen einige auch die Eiweißverwertung.

Die Obstauswahl

Ananas hebt den Eiweißstatus im Körper an.
Äpfel kräftigen das Zahnfleisch.
Avocados vermehren die Magensäure für eine bessere Eiweißverwertung.
Brombeeren wirken auf die Mundschleimhaut entzündungshemmend.
Datteln fördern die Konzentration.
Feigen helfen bei Müdigkeit sowie Motivationsschwäche und stärken die Konzentrationsfähigkeit.
Grapefruits kräftigen das Immunsystem und wehren Erkältungen ab.
Hagebutten beugen ebenfalls Erkältungen vor und wirken bei Zahnfleischbluten und Parodontose.
Himbeeren helfen bei Augenleiden, z. B. Sehschwäche oder Nachtblindheit, und lindern Nasen- und Zahnfleischbluten.
Johannisbeeren stärken das Immunsystem und schützen die Mundschleimhaut.
Kirschen helfen bei Parodontose.
Kiwis wirken ebenfalls bei Zahnfleischbluten und Parodontose.
Mangos helfen bei Sehschwäche sowie Nachtblindheit, beugen Erkältungen vor und schützen die Mundschleimhaut. Außerdem regen sie die Eiweißbiosynthese an.
Melonen tragen zur Kräftigung der Zähne bei und verbessern die Eiweißverwertung.
Orangen stärken die Konzentration, kräftigen das Immunsystem zur Abwehr von Erkältungen, lindern Zahnfleischbluten und beugen Nasenbluten vor.

Papayas verbessern den Eiweißstatus der Körperzellen und tragen zur Heilung von Eiweißmangelerkrankungen bei.

Stachelbeeren reinigen das Gehirn von Schwermetallen und fördern die Eiweißverwertung.

Zitronen verbessern den Eiweißstatus, kräftigen das Immunsystem zur Abwehr von Erkältungen und helfen gegen Zahnfleischbluten. Außerdem stimulieren sie den Kalziumstoffwechsel für den Zahnaufbau.

Die Gemüseauswahl

Bohnen regen die Eiweißsynthese in den Körperzellen an.

Brokkoli stärkt das Immunsystem, wehrt damit Erkältungen ab und stimuliert den Eiweißstoffwechsel.

Buchweizen hilft bei Nasen- und Zahnfleischbluten.

Erbsen verbessern die Sehkraft und vitalisieren insgesamt, da sie den Eiweißstatus anheben.

Feldsalat verbessert die Konzentrationsfähigkeit und kräftigt die Mundschleimhaut.

Fenchel trägt zur Entschleimung bei Schnupfen bei.

Grünkohl stärkt die Mundschleimhaut.

Gurken verbessern die Eiweißverwertung und lindern Augenbeschwerden.

Karotten steigern das Sehvermögen, helfen vor allem bei Nachtblindheit, schützen die Mundschleimhaut und stärken die Immunkräfte.

Kohlrabi kräftigt das Immunsystem und beugt somit Infekten vor. Außerdem steigert er die Konzentrationsfähigkeit.

Kopfsalat verbessert die Eiweißverwertung und vergrößert ebenfalls die Konzentrationsfähigkeit.

Linsen vitalisieren durch einen hohen Anteil von essenziellen Aminosäuren. Außerdem helfen sie durch die Regulierung des Blutzuckerspiegels wirkungsvoll gegen Müdigkeit und Leistungsschwäche.

Mais steigert die Leistung des Gehirns, sorgt vor allem für mehr Konzentrationsfähigkeit.

Mangold schützt die Mundschleimhaut und wirkt gegen Konzentrationsmangel sowie Müdigkeit.

Paprika beugt Migräne vor, verbessert Sehkraft und Konzentrationsfähigkeit, stärkt die Mundschleimhaut und aktiviert den Eiweißstoffwechsel.

Radieschen lösen den Schleim, z. B. bei Schnupfen, desinfizieren die Mundschleimhaut und regen die Gehirntätigkeit an.

Rosenkohl kräftigt das Immunsystem und beugt somit Infekten vor. Außerdem hilft er sehr wirkungsvoll gegen Antriebslosigkeit und sorgt für geistige Frische und Konzentrationsvermögen.

Rote Bete reinigen das Gehirn von Giftstoffen und verbessern die Eiweißverwertung, indem sie die Magensäureproduktion anregen.

Sauerkraut trägt ebenfalls zu einer besseren Eiweißverwertung bei.

Sellerie kräftigt das Gehirn, stärkt die Sehkraft, löst den Schleim bei Schnupfen, entgiftet die Mundschleimhaut und verbessert die Eiweißverwertung.

Soja kurbelt den Eiweißstoffwechsel an, hilft bei Sehschwäche und wirkt gegen Gedächtnisschwäche, Konzentrationsmangel sowie Antriebslosigkeit.

Spargel bewirkt Ähnliches wie Soja. Außerdem kräftigt er die Mundschleimhaut und beugt durch die Stärkung des Immunsystems sehr gut Infekten vor.

Spinat fördert die Gehirntätigkeit und hilft bei Sehschwäche sowie Nachtblindheit.

Tomaten beleben das Gehirn, kräftigen die Mundschleimhaut, beugen Infektionen vor.
Zucchini sorgen für einen höheren Eiweißstatus und steigern dadurch die Leistungsfähigkeit. Außerdem fördern sie das Konzentrationsvermögen und tragen zu einer gesunden Mundschleimhaut bei.

Außerdem empfehlenswert

Eier, Chili, Frischkäse, Huhn, Joghurt, Kalbfleisch, Lammfleisch, Pfeffer, Tabasco, Vollmilch sind die Nahrungsmittel, die das empfohlene Obst und Gemüse am sinnvollsten ergänzen.

Die Kräuter

Die folgenden Heilkräuter sind u. a. bei Störungen und Erkrankungen in den vom Tierkreiszeichen Widder beeinflussten Körperregionen und im Organsystem wirksam. Eine besondere Heilkraft für diese Bereiche erlangen sie, wenn man sie auch an Widdertagen anwendet.
Akelei lindert starke Kopfschmerzen.
Anis wirkt schleim- und krampflösend.
Lavendel hilft bei nervösen Schlafstörungen.
Minze lindert Erkrankungen der Atemwege.
Vanille hilft bei Erkältungen.

Mit Weizen gefüllte Tomaten

Zur Entschlackung bei Neumond im Widder

Zutaten für 1 Person

100 g Ebly-Weizen (Fertigprodukt)
2 mittelgroße Tomaten
1 Schalotte
1 Knoblauchzehe
1 TL Distelöl
2–3 Stängel Oregano
Salz, Pfeffer
1 EL fettarmer Joghurt
Salz, Pfeffer
4 Scheiben Baguette

Zubereitungszeit: 45 Minuten.

1. Den Weizen nach Anweisung kochen.

2. Die Tomaten waschen, die Deckel abschneiden, das Innere mit einem Löffel aushöhlen. Die Deckel würfeln und mit dem Fruchtfleisch in einem Sieb abtropfen lassen.

3. Die Schalotte und den Knoblauch abziehen und würfeln. Das Distelöl erhitzen, die Schalotte und den Knoblauch darin andünsten. Die Oreganoblättchen von den Stängeln zupfen und zu der Schalotten-Knoblauch-Masse geben. Den Backofen auf 180 °C vorheizen.

4. Die Weizenkörner und das Tomatenfruchtfleisch hinzufügen, salzen und pfeffern. Kochen lassen, bis die Flüssigkeit verdampft ist.

5. Eine Auflaufform mit etwas Öl auspinseln. Die ausgehöhlten Tomaten nebeneinander in die Form geben, mit der Weizenmasse füllen, den Joghurt darüber verteilen und im Backofen in 15 Minuten überbacken. Mit Baguette anrichten.

Tipp: Wer nicht auf sein Gewicht achten muss, kann die Tomaten vor dem Überbacken mit gewürfeltem fettarmem Gouda belegen.

Zitronen-Kalbfleisch mit Rosmarin

Bei zunehmendem Mond im Widder

1. Das Kalbfleisch in Stücke schneiden. Die Zitrone waschen, Stiel und Spitze entfernen und die Zitrone in 1 Zentimeter breite Scheiben schneiden. Die Zwiebel abziehen und würfeln. Die Paprikaschote putzen und würfeln.

2. Das Fleisch, die Zitronenscheiben und die Zwiebelwürfel miteinander vermengen, den Rosmarin hinzufügen, wenig salzen und pfeffern und 10 Minuten marinieren.

3. Das Olivenöl in einem Topf erhitzen, die Paprikaschote anbraten, das marinierte Fleisch hinzufügen, ebenfalls anbraten. Dann den Joghurt hinzufügen und alles etwa 30 Minuten kochen lassen. Abschmecken.

Dazu passt Vollkornbaguette.

Zutaten für 1 Person

100 g Kalbfleisch

1 Zitrone

1 Zwiebel

1 kleine Paprikaschote

Rosmarin, getrocknet

Salz, Pfeffer

1 TL Olivenöl

1 kleiner Becher Magerjoghurt

Zubereitungszeit: 50 Minuten.

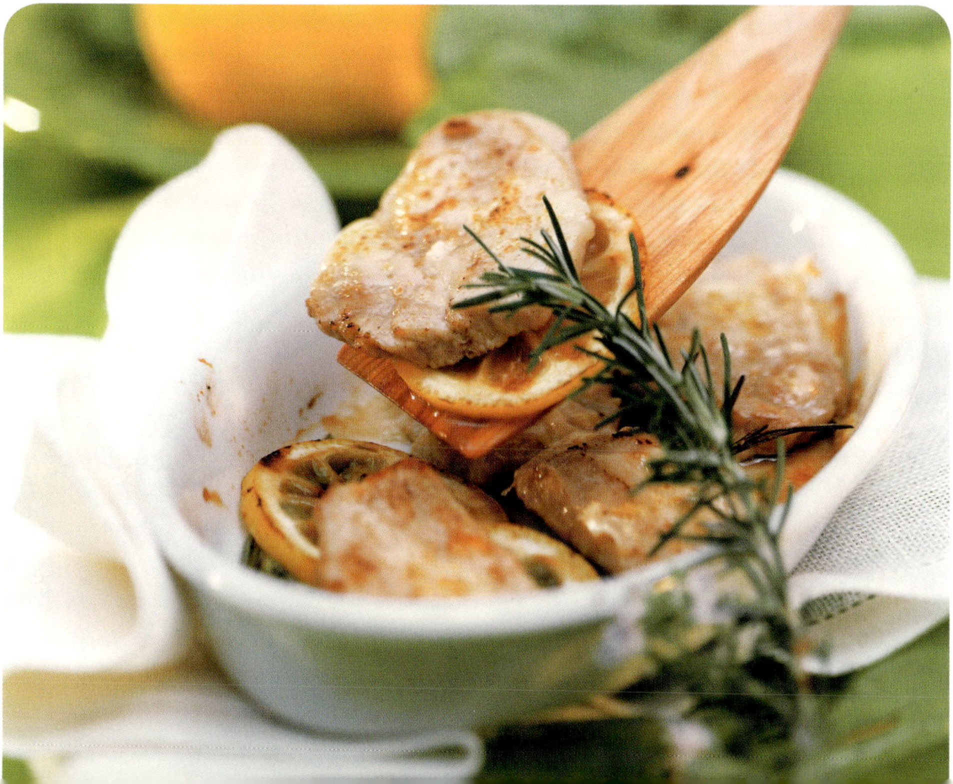

Rote Linsen mit Rucola

Zur Entschlackung bei Vollmond im Widder

Zutaten für 1 Portion

1 Ei

1/8 l Gemüsebrühe aus Würfel oder Pulver

50 g rote Linsen

1 kleine Chilischote

50 g Rucola

1 TL Zitronensaft

Salz, Pfeffer

3 TL Öl

3 Stängel Basilikum

Zubereitungszeit: 45 Minuten.

1. Das Ei hart kochen. Die Gemüsebrühe aufkochen, die Linsen darin etwa 15 Minuten garen.

2. Die Chilischote putzen, aufschneiden, die Kerne entfernen und die Schote ganz fein würfeln. Den Rucola putzen, die langen Stängel abschneiden, große Blätter eventuell klein zupfen.

3. Aus dem Zitronensaft, Salz, Pfeffer und dem Öl eine Salatsauce rühren.

4. Die Linsen abgießen, den Sud auffangen und mit den Saucenzutaten vermischen. Das Basilikum waschen, die Blätter klein zupfen.

5. Die Linsen mit dem Rucola, den Chiliwürfeln und dem Basilikum vermengen, die Salatsauce untermischen. Das Ei in Achtel schneiden und den Salat damit garnieren.

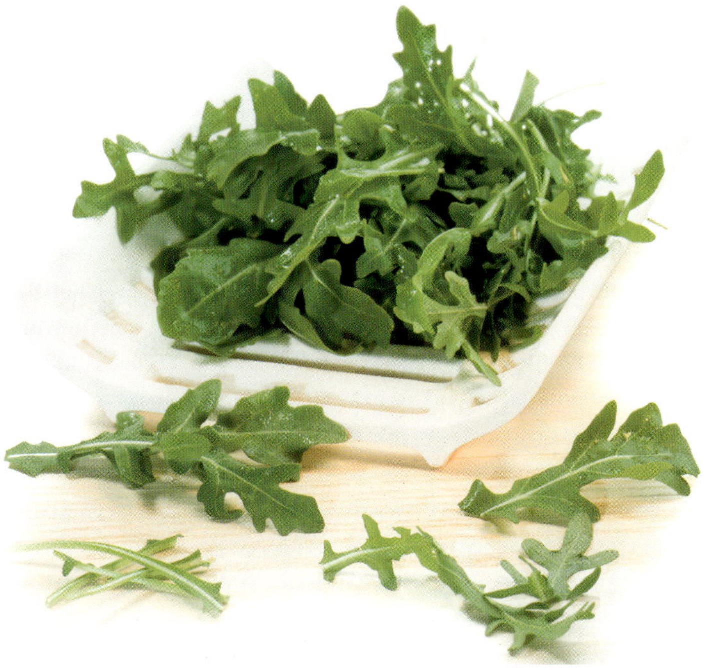

Lammragout mit Tomaten

Bei abnehmendem Mond im Widder

1. Das Lammfleisch würfeln, salzen und pfeffern, in einer Schüssel mit der sauren Sahne überziehen und 30 Minuten marinieren.

2. Die Schalotte und die Knoblauchzehe abziehen, die Chilischote halbieren, entkernen und alles fein würfeln. Das Öl in einem Topf erhitzen, die Schalottenwürfel darin andünsten, den Knoblauch und die Chiliwürfel hinzugeben, mitbraten lassen.

3. Von den Tomaten den grünen Stängelansatz entfernen, die Tomaten halbieren, zerkleinern und zu der gebratenen Masse geben. Alle Gewürze hinzufügen und mit der Brühe aufgießen.

4. Das Fleisch dazugeben und zugedeckt 45 Minuten schmoren lassen. Abschmecken und eventuell nachwürzen.

Dazu passen frische Kräuter zum Garnieren und Tomatensalat.

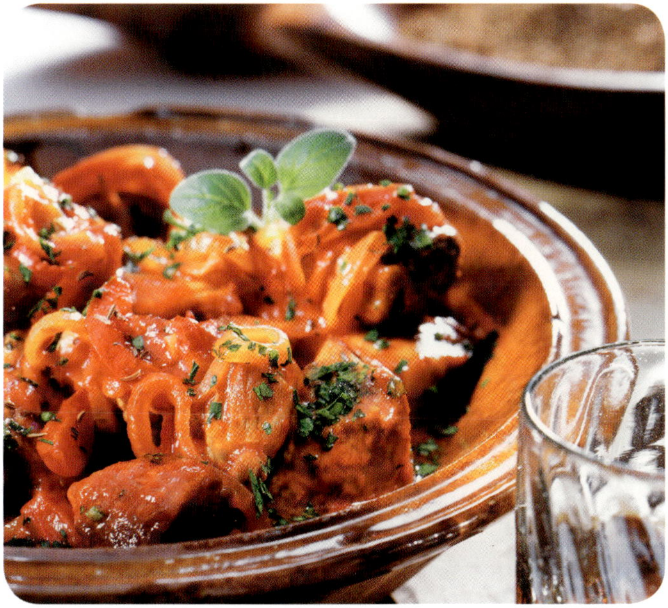

Zutaten für 1 Portion

150 g Lammfleisch von Hals oder Schulter

Salz, Pfeffer

3 EL saure Sahne

1 kleine Schalotte

1 Knoblauchzehe

1 Chilischote

2 EL Olivenöl

2 kleine Tomaten

1 TL gemahlene Kurkuma

1 Messerspitze gemahlener Kardamom

1 Messerspitze Nelkenpulver

1/8 l Tasse Gemüsebrühe aus Würfel oder Pulver

Zubereitungszeit:
1 Stunde und 15 Minuten.

Körper und Ernährung an Stiertagen

Dem Erdzeichen Stier werden die Körperregionen Gesicht unterhalb des Oberkiefers, Hals und Nacken zugeordnet. Dazu gehören auch die Zähne, die Rachenmandeln, die Schilddrüse, der Kehlkopf und die Ohren. Als Organsystem wird der Blutkreislauf durch das Tierkreiszeichen Stier beeinflusst.
An Stiertagen verlangen Zähne, Kiefer, Ohren sowie der Hals-Nacken-Bereich mit Kehlkopf und Schilddrüse unsere besondere Aufmerksamkeit. Alles, was man heute für diese Körperregion unternimmt, um zu heilen oder zu pflegen, wirkt besonders wohltuend; alles, was diesen Organen schadet, kann besonders ungünstig sein. Es besteht ein erhöhtes Risiko für Hals- und Ohrenentzündungen, Erkältungen und Heiserkeit. Also durch entsprechende Bekleidung schützen! Lärm wird übrigens an den Stiertagen als ganz besonders unangenehm empfunden.
An Stiertagen stärken die Mondimpulse die Salzqualität. Kochsalz, das in den Speisen enthalten ist, wird jetzt vom Organismus besonders gut aufgenommen und verwertet. Kochsalz ist wichtig für den Stoffwechsel, vor allem auch für die Bluternährung. Wer jedoch salzarm essen muss (beispielsweise bei Bluthochdruck), sollte an Stiertagen äußerst vorsichtig sein, da schon geringe Salzmengen eine unerwünschte Wirkung hervorrufen können. Übrigens: Salz steigert den Appetit, deshalb isst man an Stiertagen gerne etwas reichlicher. Also Vorsicht bei Übergewicht!
Die grundsätzlichen Nahrungsfavoriten an diesen Tagen sind Wurzelgemüse und Pilze.

Obst, Gemüse und anderes

An den Tagen, wenn der Mond über das Tierkreiszeichen Stier auf die jeweiligen Körperregionen bzw. den Blutkreislauf wirkt, sollte man möglichst folgende Obst- und Gemüsesorten essen. Diese schwächen die jetzigen Risiken ab bzw. unterstützen die Linderung bereits vorhandener Probleme.

Die Obstauswahl

Äpfel senken Blutdruck, Cholesterin- sowie Blutfettwerte und kräftigen das Zahnfleisch.

Bananen wirken vorbeugend oder heilend in Sachen hoher Blutdruck.

Birnen tragen wesentlich zur Blutbildung bei.

Brombeeren wirken auf die Schleimhäute entzündungshemmend.

Erdbeeren wirken blutbildend und blutdrucksenkend.

Grapefruits kräftigen das Immunsystem und beugen Erkältungen vor.

Hagebutten beugen ebenfalls Erkältungen vor und helfen bei Zahnfleischbluten und Parodontose.

Johannisbeeren unterstützen die Blutbildung und schützen die Schleimhäute.

Kirschen helfen bei Parodontose.

Kiwis wirken ebenfalls bei Zahnfleischbluten und Parodontose.

Mangos beugen Erkältungen vor und schützen die Mundschleimhaut.

Melonen tragen zur Kräftigung der Zähne bei.

Orangen stärken das Immunsystem zur Abwehr von Erkältungen und lindern Zahnfleischbluten.

Pfirsiche kräftigen Blutgefäße und Kreislauf.

Weintrauben sind reich an Folsäure, was die Blutbildung unterstützt.

Zitronen stärken ebenfalls die Blutgefäße, unterstützen das Immunsystem zur Abwehr von Erkältungen und helfen gegen Zahnfleischbluten. Außerdem stimulieren sie den Kalziumstoffwechsel für den Zahnaufbau.

Die Gemüseauswahl

Blumenkohl aktiviert die Blutbildung und wirkt blutdrucksenkend. Außerdem stärkt er das Immunsystem, beugt somit Infekten vor.

Brokkoli regt das Immunsystem an, wehrt damit Erkältungen ab und wirkt blutbildend.

Buchweizen hilft bei Zahnfleischbluten und ist durchblutungsfördernd.

Chicorée senkt erhöhten Blutdruck.

Feldsalat kräftigt die Mundschleimhaut und fördert die Blutbildung.

Fenchel wirkt schleimlösend bei Schnupfen.

Grünkohl stärkt die Mundschleimhaut.

Karotten unterstützen die Immunkräfte und kräftigen die Mundschleimhaut.

Kartoffeln stärken den Kreislauf.

Knoblauch verbessert die Durchblutung, senkt den Blutdruck und beugt Arteriosklerose vor.

Kohlrabi stärkt das Immunsystem und beugt somit Infekten vor.

Lauch fördert die Durchblutung.

Mangold schützt die Mundschleimhaut, festigt die Zähne und trägt zur Blutbildung bei.

Paprika stärkt die Mundschleimhaut und hilft im Fall von Durchblutungsstörungen.

Radieschen desinfizieren vor allem die Mundschleimhaut.

Rosenkohl kräftigt das Immunsystem und beugt somit Infekten vor.

Rote Bete stimulieren die Produktion von roten Blutkörperchen.

Sellerie entgiftet die Schleimhäute im Mund- und Rachenraum.

Zwiebeln desinfizieren den Mund- sowie Rachenraum und beugen somit Infekten vor. Außerdem regen sie die Blutbildung an, beugen Arteriosklerose vor, helfen bei Durchblutungsstörungen und senken den Blutdruck.

Außerdem empfehlenswert

Muskat, Rosmarin, Rindfleisch, Schnittlauch, Schwarzwurzel, Senf und Thymian sind jetzt optimale Nahrungsergänzungen.

Die Kräuter

Die folgenden Heilkräuter sind u. a. bei Störungen und Erkrankungen in den vom Tierkreiszeichen Stier beeinflussten Körperregionen und im Organsystem wirksam. Eine besondere Heilkraft für diese Bereiche erlangen sie, wenn man sie auch an Stiertagen anwendet.

Basilikum lindert bei Schleimhautreizungen.

Brunnenkresse hilft Kropferkrankungen vorbeugen.

Fenchel wirkt hustenlösend.

Liebstöckel hilft vor allem bei Schilddrüsenschwellungen.

Nelke wirkt antiseptisch bei Zahn- und Kieferbeschwerden.

Petersilie lindert Ohrenschmerzen.

Salbei hilft bei Erkältungen und Entzündungen des Zahnfleischs.

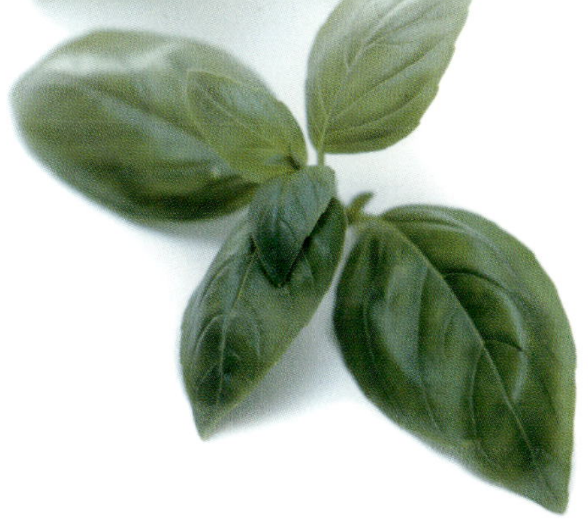

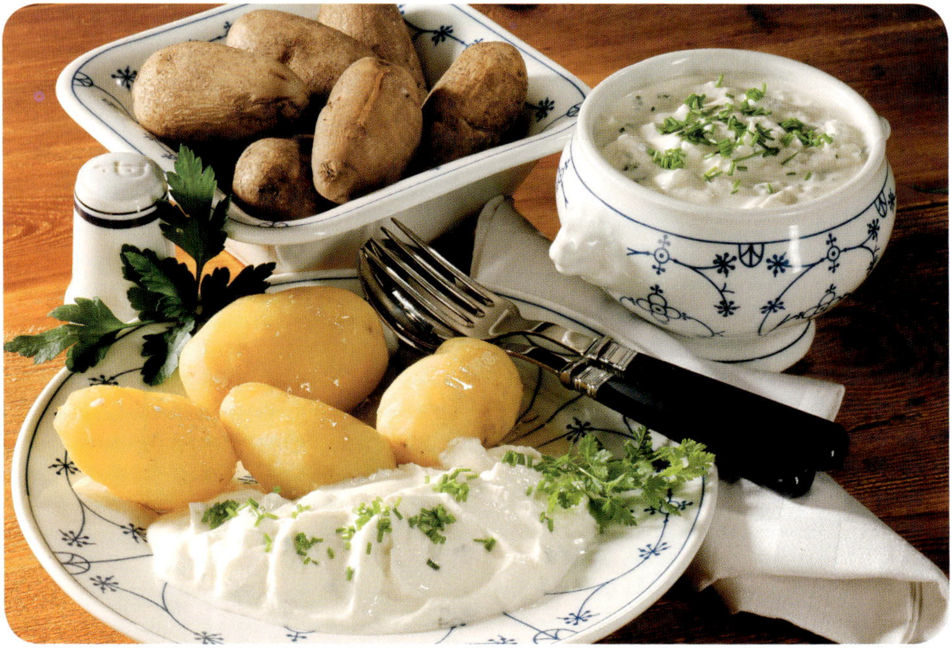

Kartoffeln mit Kräuterquark

Zur Entschlackung bei Neumond im Stier

Zutaten für 1 Person

- 3 Kartoffeln (250 g)
- 250 g Magerquark
- 1/2 Tasse fettarme Milch
- 1 Bund Schnittlauch
- 1 kleines Bund Petersilie
- 1 Bund Dill
- 2 Frühlingszwiebeln
- 2 TL Zitronensaft
- Salz, Pfeffer

Zubereitungszeit: 45 Minuten.

1. Die Kartoffeln gründlich waschen, mit kaltem Wasser bedeckt aufsetzen und je nach Größe in 30 bis 45 Minuten gar kochen.

2. In der Zwischenzeit den Quark mit der Milch verrühren.

3. Die Kräuter waschen, trockenschleudern und fein hacken.

4. Die Frühlingszwiebeln putzen und in ganz feine Streifen schneiden. Mit dem Zitronensaft zum Quark geben und alles gründlich verrühren. Gut salzen und mit Pfeffer würzen, abschmecken.

5. Zuletzt die Kartoffeln abgießen und mit dem Quark appetitlich anrichten.

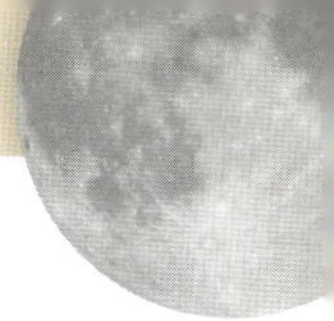

Möhrengemüse mit Kalbsschnitzel

Bei zunehmendem Mond im Stier

1. Möhre waschen, Zwiebel und Knoblauch abziehen. Die Möhre schälen und in feine Scheiben schneiden. Die Zwiebel würfeln, den Knoblauch durch die Knoblauchpresse drücken.

2. 1 Teelöffel Olivenöl erhitzen, Zwiebel und Knoblauch hinzufügen, andünsten. Dann die Möhrenscheiben mit dem Thymian dazugeben und 10 Minuten schmoren. Salzen und pfeffern.

3. Das Schnitzel waschen und abtrocknen. Mit dem Senf einreiben.

4. Das restliche Öl erhitzen. Das Schnitzel darin von beiden Seiten je 4 bis 5 Minuten braten, salzen und pfeffern. Herausnehmen. Den Fond mit etwas Brühe ablöschen. Das Schnitzel mit der Sauce und dem Möhrengemüse anrichten.

Dazu passen Spiralnudeln oder Vollkornreis.

Zutaten für 1 Person

1 große Möhre (200 g)

1 kleine Zwiebel

1 Knoblauchzehe

2 TL Olivenöl

1/4 TL getrockneter Thymian

Salz, Pfeffer

1 Kalbsschnitzel (125 g)

1 TL mittelscharfer Senf

Fleischbrühe aus Würfel oder Pulver

Zubereitungszeit: 30 Minuten.

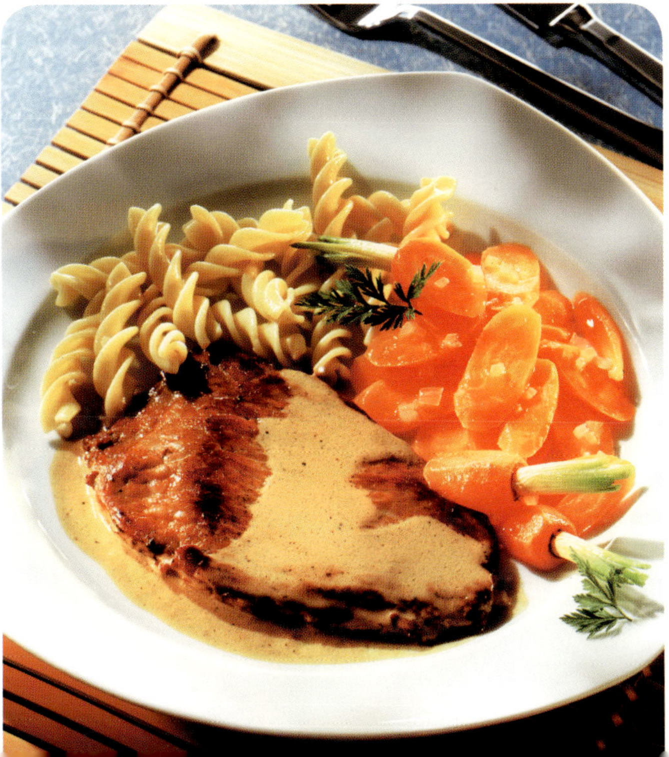

Rote-Bete-Suppe mit Schnittlauch

Zur Entschlackung bei Vollmond im Stier

Zutaten für 1 Person

1 Rote Bete (Fertigprodukt)

1 Schalotte

1 kleine Stange Lauch

2 TL Olivenöl

1/8 l Rote-Bete-Saft

1 Bund Schnittlauch

50 g saure Sahne

2 TL Zitronensaft

Salz, Pfeffer

Zubereitungszeit: 30 Minuten.

1. Die Rote Bete in Scheiben und diese in kleine Würfel schneiden. Die Schalotte abziehen und würfeln. Den Lauch putzen und in sehr feine Scheiben schneiden.

2. Das Olivenöl erhitzen, die Schalottenwürfel darin andünsten, den Saft, die Rote Bete und den Lauch hinzufügen und 10 Minuten köcheln lassen.

3. Den Schnittlauch waschen, trockenschleudern und besonders fein schneiden.

4. Die saure Sahne mit dem Zitronensaft in die Rote-Bete-Suppe rühren, mit Salz und Pfeffer abschmecken.

5. Erst unmittelbar vor dem Servieren den zerkleinerten Schnittlauch einrühren.

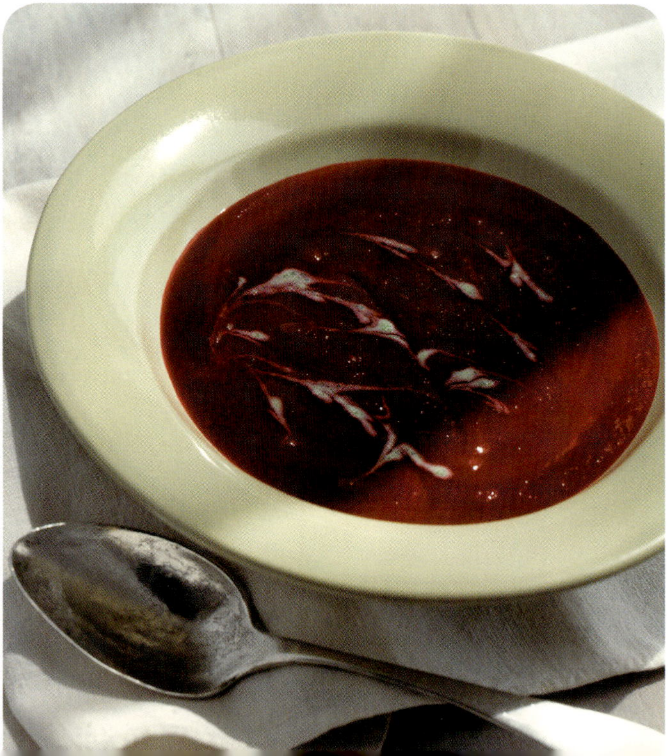

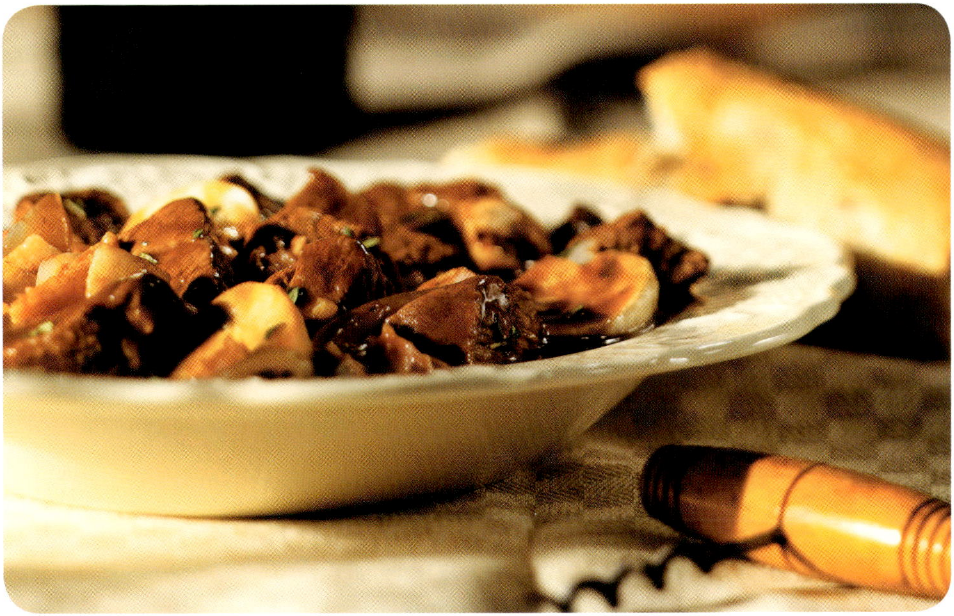

Rindfleischpfanne mit Champignons

Bei abnehmendem Mond im Stier

1. Das Fleisch waschen, trockentupfen, in Streifen schneiden, salzen und pfeffern. Die Schalotte abziehen und würfeln. Die Champignons putzen und vierteln.

2. Das Öl in einer Pfanne erhitzen, die Schalotte darin andünsten, das Fleisch hinzufügen und anbraten. Das Lorbeerblatt, die abgezupften Rosmarinnadeln und die Champignons dazugeben, mit Salz und Pfeffer würzen. Alles etwa 10 Minuten dünsten. Wenn die Flüssigkeit verdunstet ist, den Rotwein oder die Fleischbrühe dazugießen, das Tomatenmark dazugeben, alles verrühren und 5 Minuten kochen lassen. Das Fleisch auf einem Teller anrichten.

Dazu passen Reis und Salat. Aber auch ein paar Scheiben eines frisch gebackenen Toskana- oder Olivenbrots schmecken dazu ganz ausgezeichnet.

Zutaten für 1 Person

125 g Rindfleisch

Salz, Pfeffer

1 Schalotte

100 g Champignons

2 EL Olivenöl

1 Lorbeerblatt

1 Stängel Rosmarin

1/8 l Rotwein oder Fleischbrühe

1 kleine Dose Tomatenmark

Zubereitungszeit: 30 Minuten.

Körper und Ernährung an Zwillingetagen

Dem Luftzeichen Zwillinge werden die Körperregionen Schultern, Arme, Hände sowie die Bronchien zugeordnet. Als Organsystem werden die inneren Drüsen durch das Tierkreiszeichen Zwillinge beeinflusst.
Schultern, Arme, Hände und Bronchien verlangen an Zwillingetagen unsere besondere Fürsorge. Alles, was man heute für diese Körperregion unternimmt, um zu heilen oder zu pflegen, wirkt besonders wohltuend; alles, was diesen Organen schadet, kann besonders ungünstig sein. Wer öfter unter rheumatischen Beschwerden leidet, sollte an Zwillingetagen sehr aufmerksam sein, denn da muss man immer mit einem Schub rechnen. Also ist es zu solchen Zeiten besonders wichtig, darauf zu achten, dass man die betroffenen Körperregionen gut warm hält.
An Zwillingetagen wirkt der Mond auf die Qualität von Fetten und Ölen in der Nahrung. Diese lebenswichtigen Nährstoffe werden nun besonders gut aufgenommen und vom Organismus optimal verwertet. Es kann also durchaus sein, dass man an diesen Tagen Appetit auf Fettiges hat. Besonders schmackhaft sind dann Gerichte, die mit Öl oder Fett zubereitet werden, also Frittiertes, Gebratenes oder Gegrilltes, und solche Speisen werden einem auch gut bekommen. Wer aber fettarm essen muss, um beispielsweise das Körpergewicht normal zu halten, sollte gerade jetzt auf allzu fettreiche Kost verzichten.
Die grundsätzlichen Nahrungsfavoriten an diesen Tagen sind Blütenpflanzen, wie Artischocken und Brokkoli, sowie Avocados.

Obst, Gemüse und anderes

An den Tagen, wenn der Mond über das Tierkreiszeichen Zwillinge auf die jeweiligen Körperregionen bzw. die Drüsen wirkt, sollte man möglichst folgende Obst- und Gemüsesorten essen. Diese schwächen die jetzigen Risiken ab bzw. unterstützen die Linderung bereits vorhandener Probleme. Zudem unterstützen einige auch die Fettverwertung.

Die Obstauswahl

Aprikosen lindern Asthmabeschwerden.
Avocados bestehen zu 10 bis 15 Prozent aus sehr hochwertigen Fettsäuren.
Brombeeren regen die Drüsentätigkeit an.
Johannisbeeren unterstützen die besonders die Muskeltätigkeit.
Kirschen lindern Gicht und Rheuma.
Kiwis regen die Muskeltätigkeit an.
Orangen aktivieren die Drüsen.
Papayas unterstützen die Muskelbildung.
Wacholderbeeren binden Fette im Darm.
Zitronen setzen Fett frei und unterstützen Schlankheitskuren.

Die Gemüseauswahl

Artischocken wirken effektiv gegen Gewebeschwellungen.
Blumenkohl leistet einen wichtigen Beitrag für den Bau des körpereigenen Kortisons zur Hemmung von Entzündungen.
Brokkoli unterstützt die Muskelarbeit.
Buchweizen ist eine gute Vorbeugung gegen rheumatische Erkrankungen.
Erbsen tragen zum Muskelaufbau bei.
Fenchel wirkt schleimlösend bei Husten.
Kartoffeln kräftigen die Muskeln und regen die Hormonproduktion an.

Kopfsalat erhöht die Muskelleistung.
Linsen fördern die Hormonproduktion.
Oliven schützen besonders alle Drüsen, die Hormone produzieren.
Radieschen lösen den Schleim bei Husten.
Sauerkraut reguliert den Fettstoffwechsel.
Sellerie löst den Schleim bei Husten.
Spargel aktiviert den Fettstoffwechsel.

Außerdem empfehlenswert

Gans, Lauch, Muskatnuss, Nudeln, Pinienkerne, Safran, Schweinefleisch, Senf und Walnüsse sind zu dieser Obst- und Gemüseauswahl zu empfehlen. Vor allem das meist etwas fettere Fleisch von Schwein und Gans ist nun gut bekömmlich.

Die Kräuter

Die folgenden Heilkräuter sind u. a. bei Störungen und Erkrankungen in den vom Tierkreiszeichen Zwillinge beeinflussten Körperregionen und im Organsystem wirksam. Eine besondere Heilkraft für diese Bereiche erlangen sie, wenn man sie auch an Zwillingetagen anwendet.
Basilikum ist hilfreich bei Bronchitis.
Dill unterstützt das Immunsystem.
Fenchel ist ein gutes Mittel gegen Bronchitis.
Gartenkresse wirkt gegen Rheuma.
Knoblauch ist gut gegen Rheuma und lindert Erkrankungen der Atemwege.
Löffelkraut hilft bei Gicht und Rheuma.

Zitronenquark mit Äpfeln

Zur Entschlackung bei Neumond in den Zwillingen

1. Den Quark mit dem Zitronen- und dem Apfelsaft verrühren.

2. Den Apfel schälen, vierteln, das Kerngehäuse entfernen. Die Apfelviertel grob raspeln, unter den Quark mischen und den Honig unterrühren. Anrichten und die Mandelblättchen darüber streuen.

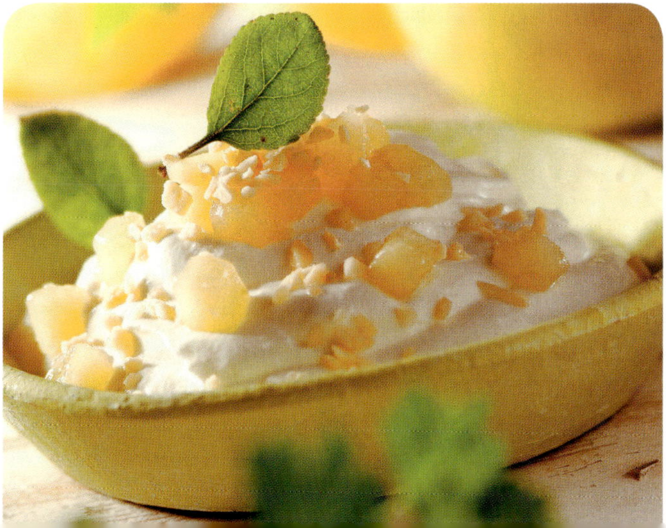

Zutaten für 1 Person

125 g cremiger Magerquark (0,2 %)

1 EL Zitronensaft

1 EL Apfelsaft

1 kleiner Apfel (Braeburn oder Cox)

2 TL Honig

1 TL Mandelblättchen

Zubereitungszeit: 10 Minuten.

Brokkoligemüse mit Spaghetti

Bei zunehmendem Mond in den Zwillingen

Zutaten für 1 Person

250 g Brokkoli

Salz und Muskatnuss, frisch gerieben

Saft von 1/2 Zitrone

80 g Hartweizenspaghetti

30 g Walnüsse, gehackt

1 TL Weizenkeimöl

Zubereitungszeit: 30 Minuten.

1. Den Brokkoli waschen und in kleine Röschen teilen, die Enden einschneiden.

2. In einem Topf mit Dämpfeinsatz etwa 2 Zentimeter hoch Wasser zum Kochen bringen. Den Brokkoli in den Siebeinsatz geben, etwas salzen, mit Muskatnuss würzen, mit dem Zitronensaft beträufeln und in etwa 10 bis 15 Minuten bissfest garen.

3. Für die Nudeln ausreichend Wasser zum Kochen bringen. Die Nudeln nach Packungsanweisung bissfest garen.

4. Das Gemüse auf einem Teller anrichten, mit den gehackten Walnüssen bestreuen, das Weizenkeimöl darüber träufeln und mit den abgetropften Nudeln anrichten.

Dazu passen zwei dünne Scheiben magerer Kalbsbraten.

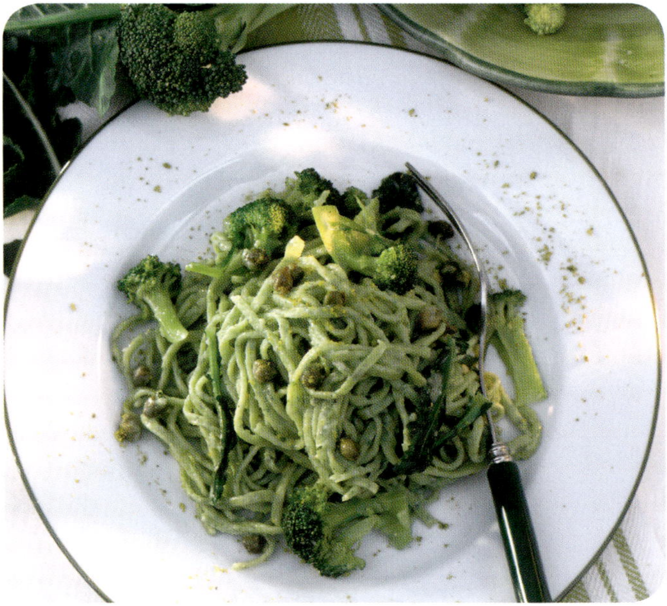

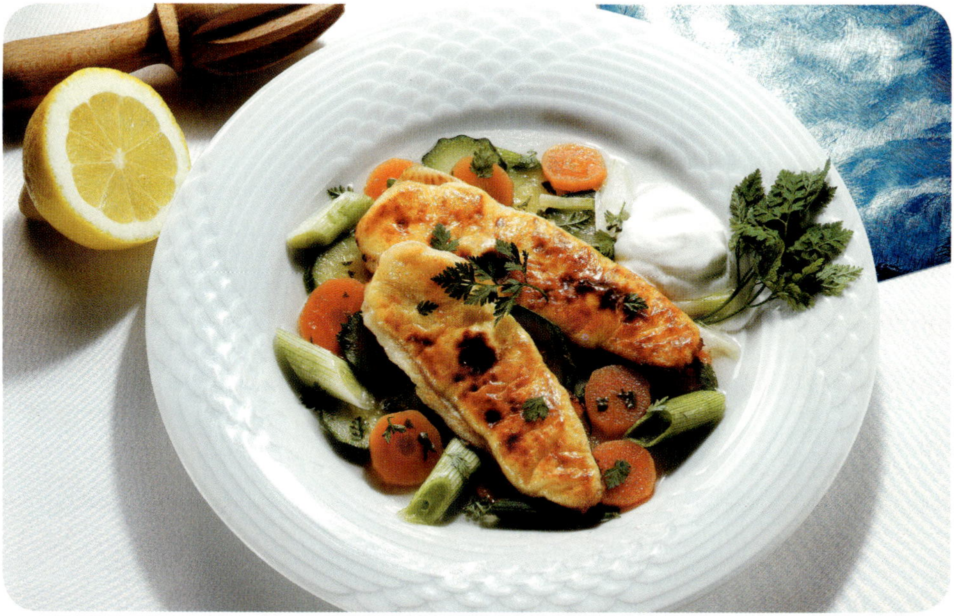

Seezunge im Gemüsebett

Zur Entschlackung bei Vollmond in den Zwillingen

1. Den Fisch abspülen, trockentupfen, salzen, mit dem Senf einreiben und mit dem Zitronensaft beträufeln.

2. Alle Gemüse putzen, die Möhre schälen. Den Lauch in Stücke, Möhre und Zucchino in Scheiben schneiden.

3. Das Öl in einer Pfanne (mit Deckel) erhitzen, das Gemüse dazugeben, den Fisch auf das Gemüse legen, alles mit Salz und Pfeffer würzen. Zunächst 10 Minuten bei mittlerer Hitze dämpfen, dann weitere 5 Minuten in der offenen Pfanne fertig garen.

4. In einer trockenen Pfanne die Pinienkerne erhitzen, bis sie zu duften anfangen.

5. Den Fisch mit den Pinienkernen bestreuen und anrichten.

Zutaten für 1 Person

125 g Rotbarsch oder Seelachs, frisch oder tiefgefroren

Salz, Pfeffer

1 TL Senf

2 TL Zitronensaft

1 kleine Stange Lauch

1 kleine Möhre

1 Zucchino

2 TL Weizenkeimöl

1 EL Pinienkerne

Zubereitungszeit: 40 Minuten.

Schweinefilet in Safran-Rahmsauce

Bei abnehmendem Mond in den Zwillingen

Zutaten für 1 Person

2 Stängel Thymian
125 g Schweinefilet
1 TL mittelscharfer Senf
1 TL Butter
2 EL Weißwein
3 EL saure Sahne
1 TL gekörnte Brühe
1 TL Sojasauce
Ein paar Safranfäden
Salz, Pfeffer

Zubereitungszeit: 30 Minuten.

1. Die Blättchen von den Thymianstängeln streifen.

2. Das Filet waschen, trockentupfen, mit dem Senf und den Thymianblättchen einreiben.

3. Die Butter in einer beschichteten Pfanne erhitzen, das Filet zerteilen und jedes Stück von beiden Seiten anbraten. Den Weißwein zugießen und das Fleisch in 8 Minuten garen, dabei wenden.

4. Die saure Sahne mit der gekörnten Brühe, der Sojasauce und dem Safran verrühren.

5. Das Fleisch aus der Pfanne nehmen, warm stellen. Den Bratensaft mit der sauren Sahne ablöschen, mit Salz und Pfeffer abschmecken und zu dem Fleisch geben. Wer mag, kann alles noch mit frischen Kräutern garnieren.

Dazu passen besonders gut Kartoffelrösti, gedünstete Zucchini oder geschmorte Tomaten.

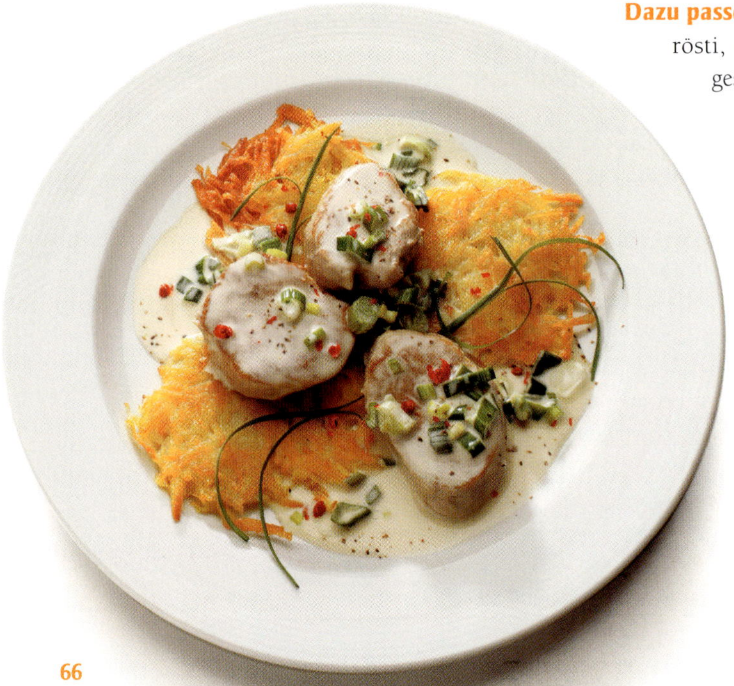

Körper und Ernährung an Krebstagen

Dem Wasserzeichen Krebs werden die Lunge, der Magen sowie Leber und Galle zugeordnet. Als Organsystem werden die Nerven durch das Tierkreiszeichen Krebs in besonderer Weise beeinflusst.

Lunge, Magen, Leber, Galle verlangen an Krebstagen besondere Aufmerksamkeit. Alles, was man heute für diese Körperregionen tut, um zu heilen oder zu pflegen, wirkt besonders wohltuend; alles, was diesen Organen schadet, kann besonders schädlich sein. Vor allem Ernährungsfehler können sich an Krebstagen sehr deutlich bemerkbar machen – lästiges Aufstoßen oder Sodbrennen sind entsprechende Signale. Wer in diesem Bereich seine Schwächen hat, sollte an Krebstagen (und auch schon davor) auf leichte Kost Wert legen.

An Krebstagen verstärkt die Mondkraft die Qualität der Kohlenhydrate. Diese werden jetzt vom Organismus sehr gut aufgenommen und verwertet. Kohlenhydrate erhöhen die körperliche Leistungskraft und gelten allgemein als »Nervennahrung«. Wer jedoch unter Stoffwechselproblemen leidet oder übergewichtig ist, sollte heute Zurückhaltung üben.

Die grundsätzlichen Nahrungsfavoriten an diesen Tagen sind Blattgemüse, Salate und Blattkräuter.

Obst, Gemüse und anderes

An den Tagen, wenn der Mond über das Tierkreiszeichen Krebs auf die jeweiligen Körperregionen bzw. die Nerven wirkt, sollte man möglichst folgende Obst- und Gemüsesorten essen. Diese schwächen die jetzigen Risiken ab bzw. unterstützen die Linderung bereits vorhandener Probleme. Zudem unterstützen einige auch den Kohlenhydratstoffwechsel.

Die Obstauswahl

Aprikosen lindern Asthmabeschwerden. Außerdem bieten sie überdurchschnittlich viel Niazin, was die Nerven stärkt und die Stimmung verbessert.

Avocados vermehren die Magensäure.

Bananen heilen eine entzündete Magenschleimhaut und beruhigen die Nerven.

Brombeeren wirken auf die Magenschleimhaut entzündungshemmend und bekämpfen Nervosität.

Feigen stärken das Nervenkostüm und verbessern die Stimmung.

Johannisbeeren sind ebenfalls ein gutes Beruhigungsmittel und schützen wirkungsvoll die Magenschleimhaut.

Mangos stärken die Magenschleimhaut und das Nervenkostüm.

Pfirsiche machen stressresistenter, helfen gegen Gereiztheit und Angst.

Pflaumen erhöhen die Widerstandskraft gegen Stress und lindern nervöse Unruhe. Außerdem optimieren sie den Kohlenhydratstoffwechsel.

Weintrauben begünstigen ebenfalls den Kohlenhydratstoffwechsel und lindern Nervosität sowie Depressionen.

Zitronen regen die Magensäureproduktion an.

Die Gemüseauswahl

Artischocken tragen zu einem gesunden Gallenabfluss bei, beugen Gallensteinen vor und schützen die Leber.

Blumenkohl hilft beim Aufbau einer gesunden Darmschleimhaut.

Bohnen sind gut gegen Leberleiden.

Brokkoli kurbelt den Kohlenhydratstoffwechsel an und hilft gegen Reizbarkeit.

Feldsalat kräftigt die Magenschleimhaut und erhöht die Stressfähigkeit.

Fenchel wirkt schleimlösend bei Husten und hilft gegen Völlegefühl. Außerdem wirkt er beruhigend und sorgt für bessere Nerven.

Grünkohl stärkt die Magenschleimhaut.

Karotten bauen ebenso die Magenschleimhaut mit auf.

Kohlrabi trägt dazu bei, Stress leichter zu meistern, und verbessert die Stimmung.

Mais ist ein gutes Kräftigungsmittel für die Nerven und macht resistenter gegen Stress.

Mangold schützt die Magenschleimhaut, stärkt die Nerven und vertreibt Nervosität.

Radieschen lösen den Schleim, z. B. bei Husten, desinfizieren die Magenschleimhaut und wirken vorbeugend gegen Gallensteine.

Sellerie kurbelt den Kohlenhydratstoffwechsel an, löst den Schleim bei Husten und tötet Pilze im Magen.

Soja hilft bei Antriebslosigkeit, Nervosität und Angstgefühlen. Und es entfettet die Leber.

Spargel aktiviert den Kohlenhydratstoffwechsel, stabilisiert die Magenschleimhaut und stärkt die Nerven.

Spinat schützt die Magenschleimhaut, stimuliert ebenso den Kohlenhydratstoffwechsel und trägt zu einer besseren Stimmung bei.

Weißkohl ist in seiner Wirkung mit Spargel oder Spinat vergleichbar.

Außerdem empfehlenswert

Die empfohlenen Blattgemüse und Salate sollten Sie vor allem mit Meeresfrüchten, Putenfleisch, Seefischen, Sauerampfer, Sprossen, Auberginen, Ahornsirup oder Honig kombinieren.

Die Kräuter

Die folgenden Heilkräuter sind u. a. bei Störungen und Erkrankungen in den vom Tierkreiszeichen Krebs beeinflussten Körperregionen und im Organsystem wirksam. Eine besondere Heilkraft für diese Bereiche erlangen sie, wenn man sie auch an Krebstagen anwendet.

Baldrian hilft gegen Nervosität und Magenkrämpfe.

Beifuß unterstützt die Fettverdauung.

Bohnenkraut beruhigt den Magen.

Dill wendet man bei leichten Magenbeschwerden an.

Fenchel lindert Magen-Darm-Beschwerden.

Kamille ist besonders gut bei nervösen Magenbeschwerden.

Knoblauch lindert Leber- und Gallenleiden.

Kümmel wirkt magenstärkend.

Lorbeer regt den Appetit an.

Majoran stabilisiert den Magen.

Ringelblume hilft bei Magenbeschwerden.

Salbei wendet man bei Gallen- und Leberbeschwerden an.

Wermut wirkt regulierend auf Leber und Galle.

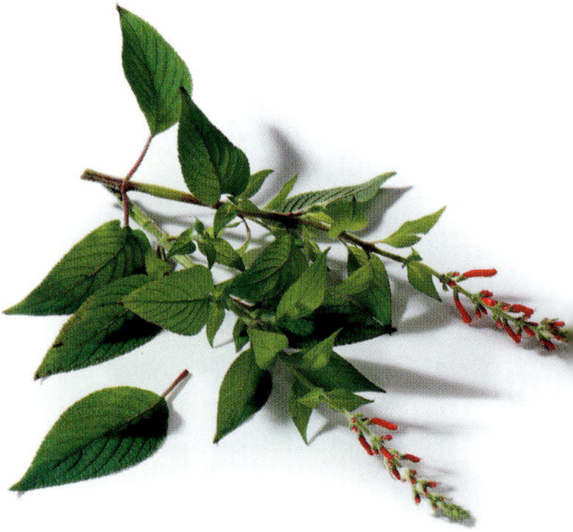

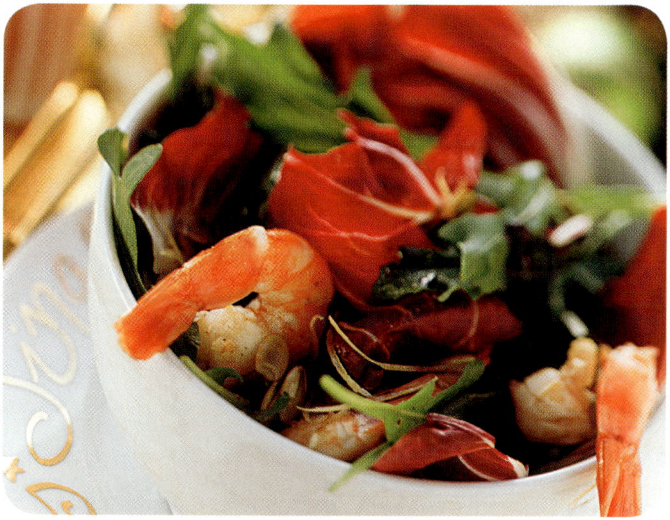

Bunter Blattsalat mit gebratenen Shrimps

Zur Entschlackung bei Neumond im Krebs

1. Alle Salatsorten putzen, waschen und trockenschleudern. Große Blätter klein zupfen, vom Rucola lange Stängel entfernen.

2. Die Frühlingszwiebeln putzen, nur das Weiße in feine Scheiben schneiden.

3. Den Zitronensaft mit dem Senf, Salz und Pfeffer verrühren, das Öl hinzufügen und schließlich mit der Sojasauce zu einer Salatsauce verquirlen.

4. Die aufgetauten Shrimps unter fließendem Wasser abspülen und trockentupfen. In einer Pfanne die Butter erhitzen und die Shrimps darin kurz anbraten.

5. Alle Salatzutaten mit den Shrimps und den Maiskörnern in einer Schüssel vermengen, die Salatsauce unterheben.

Dazu passt Vollkornbaguette oder Vollkorntoast.

Zutaten für 1 Person

50 g Rucola oder Feldsalat

1 kleiner Kopfsalat

1 kleiner Radicchio

3 Frühlingszwiebeln

2 TL Zitronensaft

1/2 TL Senf

Salz, Pfeffer

2 EL Öl

1/2 TL Sojasauce

100 g Shrimps (tiefgefroren)

1 TL Butter

1 EL Maiskörner

Zubereitungszeit:
45 Minuten.

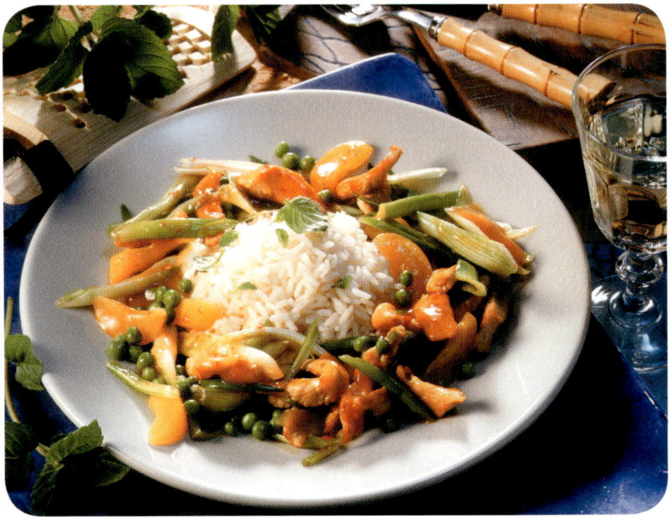

Putengeschnetzeltes mit Aprikosen

Bei zunehmendem Mond im Krebs

Zutaten für 1 Person

125 g Putenfleisch
1 TL Senf
Salz, Pfeffer
1 Stängel Rosmarin
1 kleine Zwiebel
1 EL Olivenöl
1 Tomate
4 getrocknete Aprikosen

Zubereitungszeit: 30 Minuten.

1. Das Fleisch waschen, trockentupfen und in Streifen schneiden, mit Senf einreiben und mit Salz und Pfeffer würzen. Die Rosmarinnadeln vom Stängel zupfen und zum Fleisch geben, andrücken und ruhen lassen.

2. Die Zwiebel abziehen und würfeln. In einer Pfanne das Öl erhitzen, die Zwiebelwürfel mit dem Rosmarin darin andünsten. Das Fleisch hinzufügen und unter ständigem Rühren scharf braten, die Hitze reduzieren und etwa 5 Minuten köcheln lassen.

3. Die Tomate einritzen, kurz in kochendes Wasser geben, abschrecken, abziehen, in Würfel schneiden und den Stielansatz dabei entfernen. Die Aprikosen in Stücke schneiden.

4. Tomatenwürfel und Aprikosen zum Fleisch geben. Alles 10 bis 15 Minuten köcheln lassen. Auf einem Teller anrichten.

Dazu passt Toast oder Reis mit Erbsen-Lauch-Gemüse.

Kohlrabirohkost mit Möhrenstiften

Zur Entschlackung bei Vollmond im Krebs

1. Den Kohlrabi und die Möhre putzen, schälen und in ganz feine Stifte schneiden oder grob raspeln.

2. Den Zitronensaft mit Salz und Pfeffer verrühren. Den Senf und 1 Esslöffel Olivenöl hinzufügen und zu einer Salatsauce verrühren.

3. Eine Pfanne mit der abgezogenen halben Knoblauchzehe fest ausstreichen. Das restliche Olivenöl darin erhitzen. Das Brot in Würfel schneiden und in dem Öl anrösten.

4. Alle Salatzutaten mit der Sauce vermengen. Auf einem Teller anrichten und mit den Toastwürfeln bestreuen.

Tipp: Ein leckerer Brotaufstrich ist schnell aus 2 geraspelten Kohlrabis gemacht, die mit 100 Gramm Magerquark vermengt werden. Mit etwas Kräutersalz und 1 Esslöffel Zitronensaft abschmecken!

Zutaten für 1 Person

1 kleiner Kohlrabi

1 kleine Möhre

1–2 TL Zitronensaft

Salz, Pfeffer

1/2 TL mittelscharfer Senf

1 1/2 EL Olivenöl

1/2 Knoblauchzehe

1 Scheibe Vollkorntoast

Zubereitungszeit:
30 Minuten.

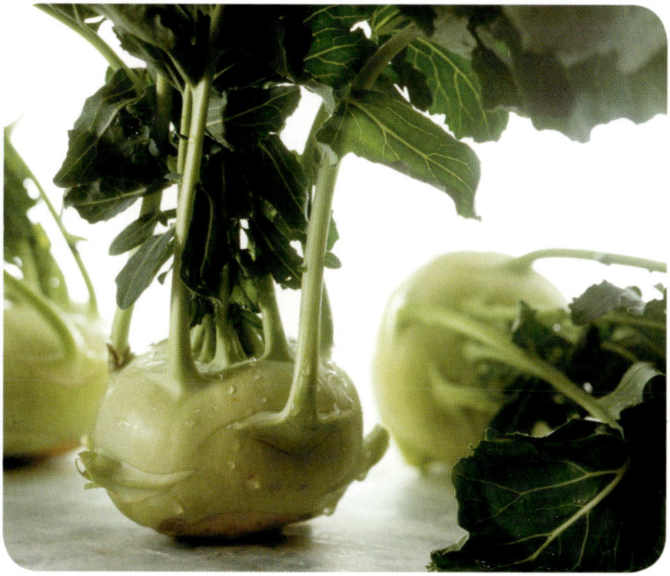

Auberginen mit Oliven und Fischfilet

Bei abnehmendem Mond im Krebs

Zutaten für 1 Person

1 Aubergine (250 g)
Salz
1 kleine Zwiebel
1 Knoblauchzehe
3 EL Olivenöl
2 Tomaten
1 kleine Dose Tomatenmark
5 schwarze, entsteinte Oliven
1 EL Essig
1/2 TL Zucker
1 TL Sojasauce
Pfeffer
Etwas Mehl
125 g Seelachsfilet
Etwas Zitronensaft
1 TL Butter

Zubereitungszeit: 45 Minuten.

1. Die Aubergine waschen, den Stilansatz entfernen. Die Aubergine der Länge nach in Scheiben schneiden. Mit Salz bestreuen und für etwa 15 Minuten ruhen lassen.

2. Die Zwiebel und die Knoblauchzehe abziehen, beides fein würfeln. 1 Esslöffel Olivenöl in einer Pfanne erhitzen, Zwiebel und Knoblauch darin andünsten.

3. Die Tomaten kurz in kochendes Wasser legen, abschrecken und enthäuten. Den Stielansatz entfernen und das Fruchtfleisch in Stücke schneiden. Mit dem Tomatenmark aus der Dose in die Pfanne geben. Die zerteilten Oliven, den Essig, den Zucker und die Sojasauce hinzufügen, etwas einkochen lassen.

4. Die Auberginenscheiben mit Küchenpapier trockentupfen, salzen und pfeffern und in dem Mehl wenden. In einer Pfanne 2 Esslöffel Olivenöl erhitzen, die Auberginenscheiben darin von beiden Seiten goldbraun braten.

5. Die Auberginenscheiben auf einem Teller anrichten und gleich warm stellen.

6. Das Seelachsfilet salzen und pfeffern, mit dem Zitronensaft beträufeln und in der Butter von beiden Seiten je 5 Minuten braten.

7. Das Seelachsfilet zu den Auberginenscheiben legen und mit der Tomatensauce begießen.

Dazu passen Salzkartoffeln oder Reis.

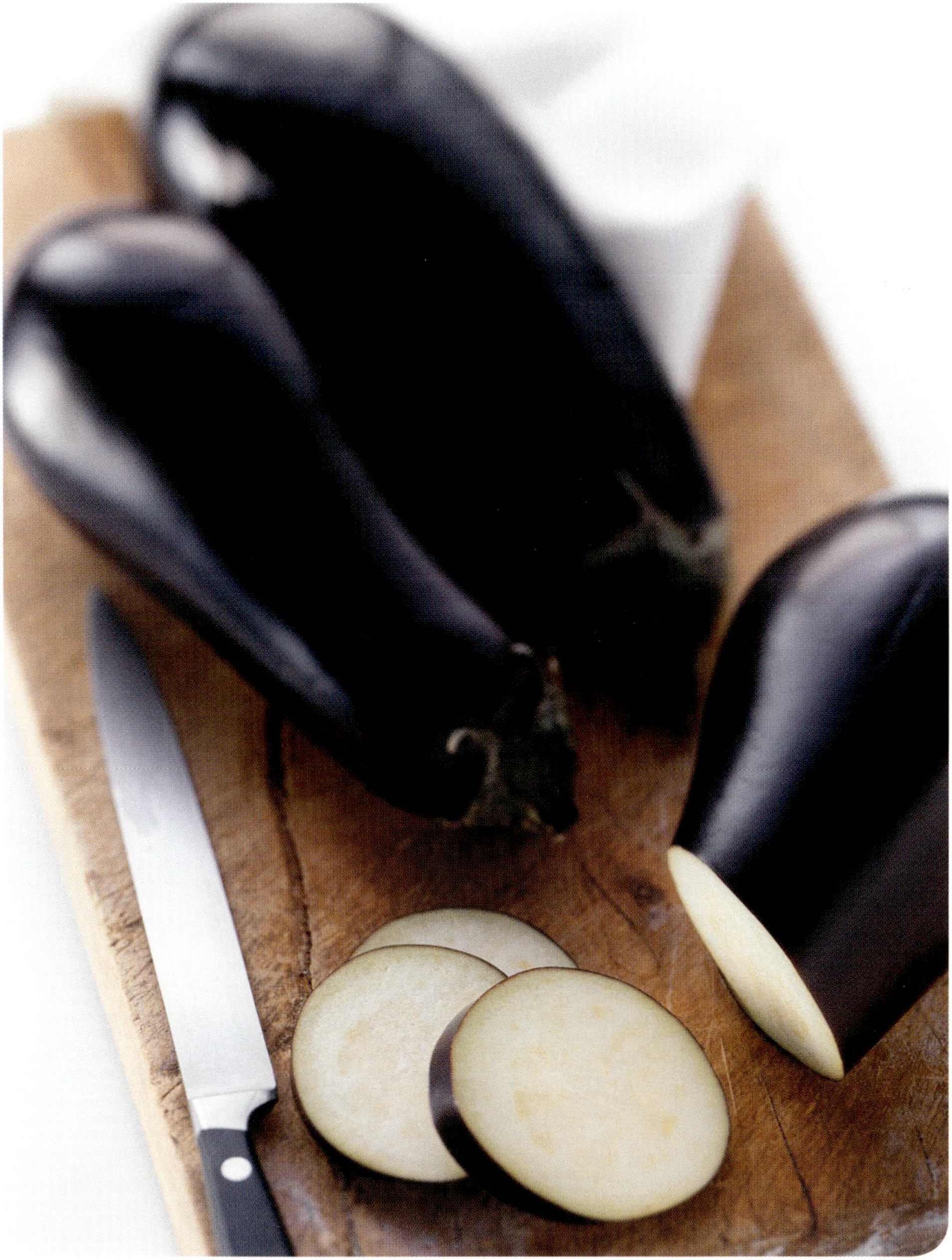

Körper und Ernährung an Löwetagen

Dem Feuerzeichen Löwe werden Herz, Blutkreislauf (so auch die Schlagadern) sowie Rücken und Zwerchfell zugeordnet. Als Organsystem werden die Sinnesorgane durch das Tierkreiszeichen Löwe in besonderer Weise beeinflusst.

Herz, Kreislauf, Zwerchfell und Rücken verlangen an Löwetagen besondere Zuwendung. Alles, was man heute für diese Körperregionen unternimmt, um zu heilen oder zu pflegen, wirkt besonders wohltuend; alles, was diesen Organen allerdings schadet, kann besonders ungünstig sein.

Kreislaufprobleme und Rückenschmerzen können einem an Löwetagen zu schaffen machen. Das sollte man bei der Planung der Tagesaktivitäten berücksichtigen. Bei zunehmendem Mond – vor allem in der Nähe des Vollmonds – tritt an Löwetagen häufiger nervöse Unruhe auf, es kann zu Schlafstörungen kommen.

An Löwetagen beeinflussen die Mondkräfte die Eiweißqualität. Unser Organismus kann jetzt alle mit der Nahrung zugeführten Eiweißstoffe optimal aufnehmen und verwerten. Eiweißstoffe fördern den Zellaufbau und steigern die körperliche sowie geistige Leistungsfähigkeit. Wer jedoch Stoffwechselprobleme hat, sollte an diesen Tagen eher zurückhaltend sein und nicht zu viel Eiweiß zu sich nehmen. Übrigens bevorzugt man an Löwetagen das Außergewöhnliche, Exquisite – die Genussfähigkeit ist in dieser Zeit besonders ausgeprägt.

Die grundsätzlichen Nahrungsfavoriten an diesen Tagen sind Fruchtgemüse, Hülsenfrüchte und rotes Obst.

Obst, Gemüse und anderes

An den Tagen, wenn der Mond über das Tierkreiszeichen Löwe auf die jeweiligen Körperregionen bzw. die Sinnesorgane wirkt, sollte man möglichst folgende Obst- und Gemüsesorten essen. Diese schwächen die jetzigen Risiken ab bzw. unterstützen die Linderung bereits vorhandener Probleme. Zudem unterstützen einige auch die Eiweißverwertung.

Die Obstauswahl

Ananas hebt den Eiweißstatus im Körper an.

Äpfel senken Blutdruck, Cholesterin- sowie Blutfettwerte, kräftigen Herz und Kreislauf.

Avocados vermehren die Magensäure für eine bessere Eiweißverwertung.

Bananen wirken vorbeugend oder heilend in Sachen hoher Blutdruck.

Datteln stimulieren die Blutbildung und unterstützen einen erholsamen Schlaf.

Johannisbeeren fördern Herzfunktion und Blutbildung.

Kiwis regen die Muskeltätigkeit an, vor allem die des Herzmuskels.

Mangos aktivieren die Eiweißbiosynthese.

Papayas heben den Eiweißstatus der Körperzellen an und tragen zur Heilung von Eiweißmangelerkrankungen bei. Außerdem kräftigen sie Herz und Kreislauf.

Pfirsiche stärken Blutgefäße und Kreislauf.

Weintrauben sind reich an Folsäure, was die Blutbildung unterstützt.

Die Gemüseauswahl

Bohnen stimulieren die Eiweißsynthese in den Körperzellen, kräftigen Herz und Kreislauf.

Buchweizen ist durchblutungsfördernd und reguliert den Kreislauf.

Chicorée senkt erhöhten Blutdruck und beugt Herzbeschwerden vor.

Erbsen vitalisieren, da sie den Eiweißstatus anheben.

Feldsalat fördert die Blutbildung, kräftigt das Herz und beugt Herzschäden vor.

Fenchel wirkt cholesterin- und blutfettspiegelsenkend.

Gurken verbessern die Eiweißverwertung.

Karotten stärken Herz und Kreislauf.

Kartoffeln kräftigen ebenso das Herz wie den Kreislauf.

Knoblauch verbessert die Durchblutung, senkt den Blutdruck, beugt Arteriosklerose vor und stärkt das Herz.

Kohlrabi trägt zur Kräftigung des Herzes bei.

Kopfsalat verbessert die Eiweißverwertung und stärkt das Herz.

Linsen vitalisieren durch einen hohen Anteil von essenziellen Aminosäuren, regulieren den Blutzuckerspiegel und tragen wirkungsvoll zur Blutbildung bei.

Mais regt die Blutbildung an und kräftigt besonders das Herz.

Mangold trägt ebenso zur Blutbildung bei und stärkt das Herz.

Paprika aktiviert den Eiweißstoffwechsel und kräftigt das Herz.

Rote Bete verbessern die Eiweißverwertung, indem sie die Magensäureproduktion anregen, und stimulieren die Produktion von roten Blutkörperchen.

Sauerkraut kräftigt vor allem den Herzmuskel.

Soja kurbelt den Eiweißstoffwechsel an.

Spargel aktiviert den Eiweißstoffwechsel und regt die Blutbildung an.

Tomaten helfen gegen chronische Müdigkeit, tragen aber auch zu gesundem Schlaf bei und kräftigen das Herz.

Zucchini sorgen für einen höheren Eiweißstatus und steigern dadurch die Leistungsfähigkeit. Außerdem stärken sie das Herz.

Zwiebeln regen die Blutbildung an, beugen Arteriosklerose vor, helfen bei Durchblutungsstörungen und senken den Blutdruck. Außerdem kräftigen sie das Herz.

Außerdem empfehlenswert

Garnelen, Geflügel, Grünkern, Ingwer, Orangen, Parmesan, Quark und Wild sind nun sehr gesunde Nahrungsergänzungen.

Die Kräuter

Die folgenden Heilkräuter sind u. a. bei Störungen und Erkrankungen in den vom Tierkreiszeichen Löwe beeinflussten Körperregionen und im Organsystem wirksam. Eine besondere Heilkraft für diese Bereiche erlangen sie, wenn man sie auch an Löwetagen anwendet.

Baldrian hilft gegen Schlafstörungen.

Brennnessel wirkt blutreinigend.

Knoblauch senkt den Blutdruck, fördert die Durchblutung.

Melisse ist gut gegen chronische Müdigkeit.

Rosmarin wirkt regulierend bei zu niedrigem Blutdruck.

Sauerampfer trägt zur Blutreinigung bei.

Ysop reinigt ebenfalls das Blut.

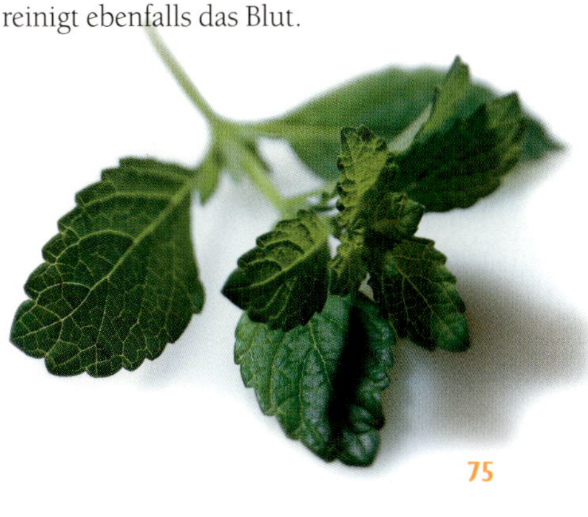

Ananas mit Ingwer

Zur Entschlackung bei Neumond im Löwen

Zutaten für 1 Person

1 kleine reife Ananas

1 TL brauner Zucker

1 kleines Stück Ingwer

1 Eiweiß

1 Limone

1/2 Bund Koriander

Zubereitungszeit: 45 Minuten, inkl. 20 Minuten Kühlzeit.

1. Die Ananas sorgfältig schälen, braune Stellen und den mittleren Strunk entfernen. Die Ananas in möglichst feine Scheiben schneiden. Auf einem Teller fächerförmig ausbreiten und mit dem Zucker bestreuen. Etwa 20 Minuten kühl stellen.

2. Den Ingwer schälen und in sehr feine Würfel schneiden oder durch die Knoblauchpresse drücken.

3. Das Eiweiß steif schlagen, etwas Wasser dazugeben. Die Limone auspressen und den Saft mit dem Ingwer unter das Eiweiß rühren.

4. Den Koriander waschen, die Blättchen abzupfen, hacken und über die Ananasscheiben streuen.

5. Die Ananasscheiben mit dem Eiweißschaum garnieren und gleich genießen.

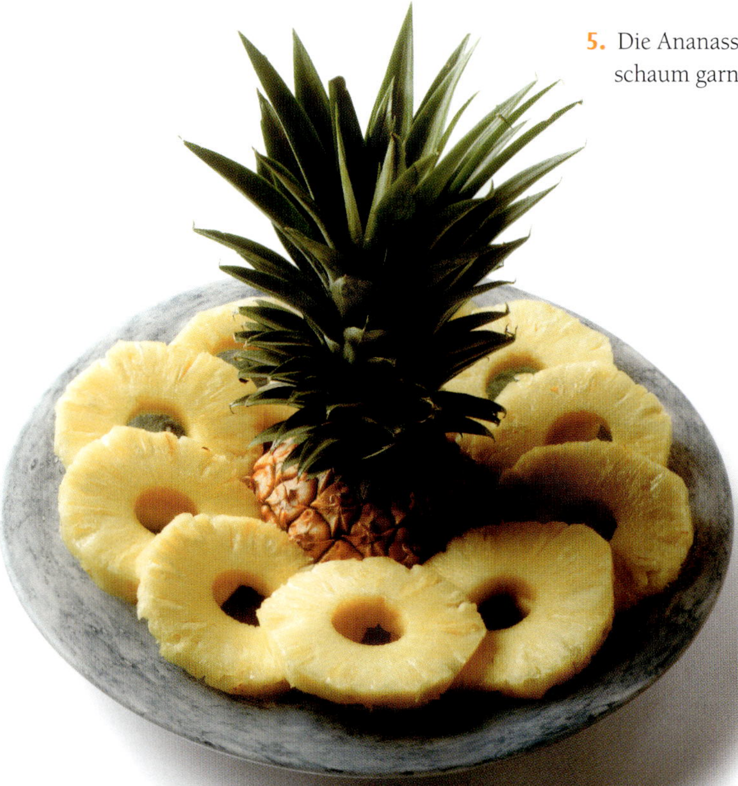

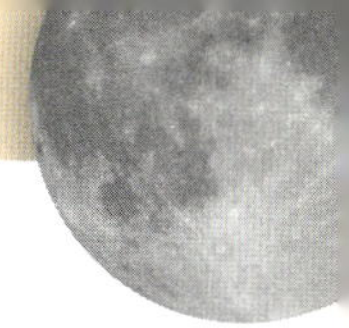

Grünkernrisotto mit Garnelen

Bei zunehmendem Mond im Löwen

1. Den Grünkern in dem gesalzenen Wasser zum Kochen bringen, 10 Minuten köcheln und dann ausquellen lassen.

2. Die Schalotte und den Knoblauch abziehen und würfeln. Die Zitrone auspressen. Die Thymianblättchen von den Stängeln zupfen.

3. In einer Pfanne 1 Teelöffel Olivenöl erhitzen, Schalotte und Knoblauch darin andünsten. Den Grünkern hinzufügen und die Gemüsebrühe dazugießen. Immer wieder rühren, damit der Grünkern nicht anbrennt. Zuletzt den Zitronensaft und den Thymian unterrühren.

4. Die Garnelenschwänze halbieren. 2 Hälften in der Schale lassen, von den restlichen das Fleisch auslösen und klein schneiden.

5. Das restliche Olivenöl in einer Pfanne erhitzen, die Garnelenhälften darin anbraten und das restliche Garnelenfleisch zugeben. Alles mit Salz, Pfeffer und der Chilisauce würzen. Die Pinienkerne hinzufügen.

6. Den Grünkernrisotto auf einem Teller anrichten, den Parmesan darüber streuen und das Garnelenfleisch mit den Pinienkernen auf den Risotto legen.

Dazu passt grüner Salat.

Zutaten für 1 Person

75 g Grünkern

Salz

1/4 l Wasser

1 Schalotte

1 Knoblauchzehe

1 Zitrone

2 Stängel Thymian

2 TL Olivenöl

1/8 l Gemüsebrühe aus Würfel oder Pulver

2 große Garnelenschwänze

Pfeffer

2 Tropfen Chilisauce

2 TL Pinienkerne

1 EL geriebener Parmesan

Zubereitungszeit: 50 Minuten.

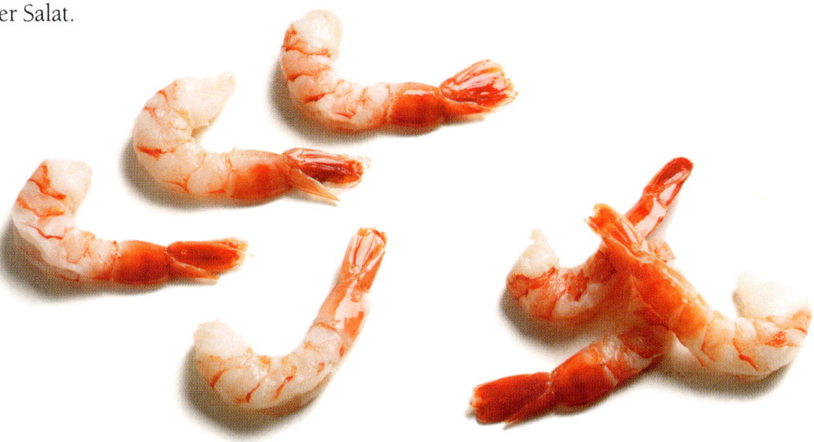

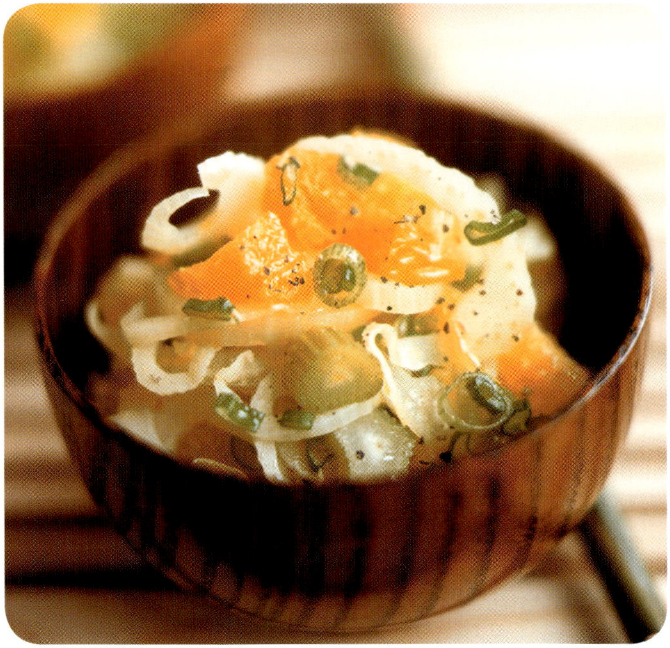

Fenchelsalat mit Orange

Zur Entschlackung bei Vollmond im Löwen

Zutaten für 1 Person

1 Fenchelknolle (200 g)

1 TL Aceto balsamico

Salz, Pfeffer

3 TL Olivenöl

3 EL fettarmer Joghurt

1 Prise Zucker

1 kleines Bund Petersilie

1 Orange

Zubereitungszeit: 30 Minuten.

1. Die Fenchelknolle waschen. Alle welken Stellen sorgfältig wegschneiden. Danach die Knolle halbieren und in sehr feine Scheiben schneiden.

2. Aus dem Aceto balsamico, Salz, Pfeffer, dem Olivenöl, dem Joghurt und dem Zucker eine Salatsauce rühren. Die Petersilie waschen, trockenschleudern und fein hacken.

3. Die Orange sorgfältig schälen (alles Weiße entfernen) und halbieren. Die Orangenhälften in Scheiben schneiden.

4. Auf einem Teller abwechselnd Fenchelscheiben und Orangenscheiben anrichten. Mit der Salatsauce beträufeln und mit der Petersilie bestreuen.

Überbackener Quark mit Mandeln und Trauben

Bei abnehmendem Mond im Löwen

1. Die Mandeln mit dem Eigelb, dem Quark, der Sahne, dem Zucker und dem Sirup cremig verrühren.

2. Die Trauben gründlich waschen, abzupfen und unter die Quarkmasse mischen.

3. Eine Auflaufform mit Butter ausstreichen. Die Quarkmasse einfüllen und im Backofen auf der mittleren Schiene etwa 20 bis 30 Minuten überbacken, bis die Oberfläche leicht gebräunt ist.

Tipp: Eine einwöchige Traubenkur ist eine durchaus wirksame Methode, um abzuspecken. Dabei isst man täglich 500 Gramm Weintrauben und 1000 Kilokalorien aus anderer Nahrung. Auf diese Weise ergeben sich auch keine Nährstoffdefizite im Körper.

Zutaten für 1 Person

25 g Mandelblättchen

1 Eigelb

4 EL Quark (20 %)

1 EL Sahne

2 TL Zucker

1 EL Holunderblütensirup

125 g kernlose helle Weintrauben

Weiche Butter für die Form

Zubereitungszeit: 50 Minuten.

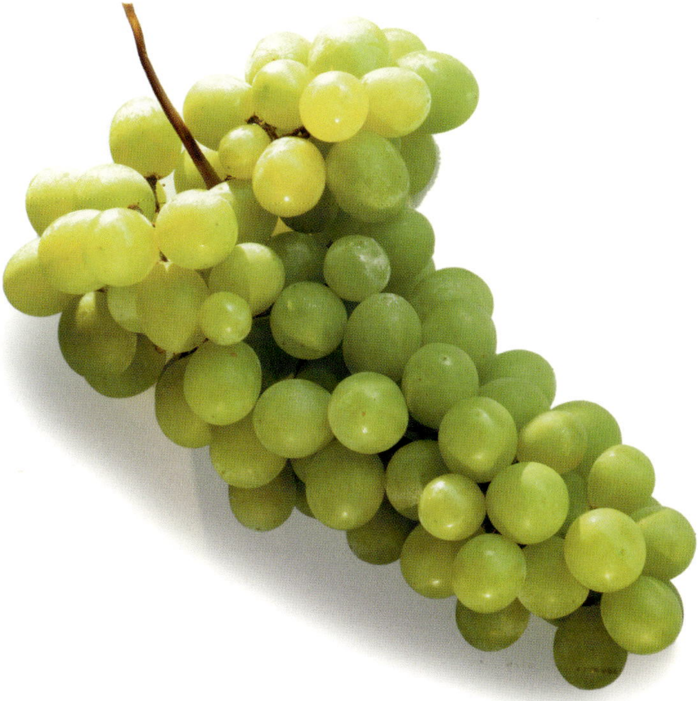

Körper und Ernährung an Jungfrautagen

Dem Erdzeichen Jungfrau werden Nerven, Verdauung und Stoffwechsel zugeordnet. Beeinflusst sind vor allem Dünn- und Dickdarm sowie Milz und Bauchspeicheldrüse. Als Organsystem wird der Blutkreislauf durch das Tierkreiszeichen Jungfrau in besonderer Weise beeinflusst.

Verdauungsorgane, Bauchspeicheldrüse und Milz sind an Jungfrautagen besonders angesprochen. Alles, was man jetzt für diese Körperregion tut, um zu heilen oder zu pflegen, wirkt besonders wohltuend; alles, was diesen Organen schadet, kann sehr ungünstig sein. Wer Verdauungsprobleme hat, sollte an Jungfrautagen auf schwere, insbesondere fettreiche Speisen besser verzichten. Außerdem sind Jungfrautage bei abnehmendem Mond sehr gut geeignet, um eine Blutreinigungs- bzw. Entschlackungskur zu machen.

Wer seinen Darm entgiften, entschlacken und entsäuern möchte, sollte besonders im Herbst eine Traubenkur machen (siehe Tipp auf Seite 79).

An Jungfrautagen wirken die Mondimpulse auf die Salzqualität. Das in der Nahrung enthaltene Kochsalz wird jetzt vom Organismus besonders gut aufgenommen und verwertet. Kochsalz ist wichtig für den Stoffwechsel, vor allem auch für die Bluternährung. Wer jedoch salzarm essen muss (z. B. wegen zu hohen Blutdrucks), sollte an Jungfrautagen äußerst vorsichtig sein, da schon geringe Salzmengen eine unerwünschte Wirkung hervorrufen können.

Die grundsätzlichen Nahrungsfavoriten an diesen Tagen sind Wurzelgemüse und Pilze.

Obst, Gemüse und anderes

An den Tagen, wenn der Mond über das Tierkreiszeichen Jungfrau auf die jeweiligen Körperregionen bzw. den Blutkreislauf wirkt, sollte man möglichst folgende Obst- und Gemüsesorten essen. Diese schwächen die jetzigen Risiken ab bzw. unterstützen die Linderung bereits vorhandener Probleme.

Die Obstauswahl

Ananas entlastet die Bauchspeicheldrüse und hilft bei Darmstörungen.

Äpfel reinigen den Darm.

Bananen beruhigen die Nerven und wirken vorbeugend oder heilend in Sachen hoher Blutdruck.

Birnen beseitigen Verdauungsstörungen und entschlacken den Darm. Außerdem tragen sie wesentlich zur Blutbildung bei.

Brombeeren bekämpfen Nervosität.

Datteln fördern die Blutbildung.

Erdbeeren kräftigen den Stoffwechsel, entgiften den Darm und lindern Verdauungsstörungen. Außerdem wirken sie blutbildend und blutdrucksenkend.

Feigen regulieren die Verdauung.

Grapefruits reinigen den Darm und stabilisieren die Darmflora.

Heidelbeeren helfen bei Darmstörungen, z. B. Durchfall, und beruhigen die Nerven.

Johannisbeeren unterstützen die Blutbildung und beruhigen ebenfalls die Nerven.

Mangos sind erfahrungsgemäß ein sehr gutes Antistressmittel.

Pfirsiche beschleunigen die Darmpassage, lösen Verstopfungen und stärken Blutgefäße sowie Kreislauf. Außerdem machen sie stressresistenter, helfen gegen Gereiztheit und Angst.

Pflaumen erhöhen auch die Widerstandskraft gegen Stress und lindern nervöse Unruhe. Außerdem reinigen sie den Darm und wirken bei Verstopfung.

Stachelbeeren reinigen ebenfalls den Darm.

Wacholderbeeren bekämpfen Darmpilze.

Weintrauben beseitigen Darmträgheit und lindern Nervosität sowie Depressionen. Außerdem sind sie reich an Folsäure, was die Blutbildung unterstützt.

Die Gemüseauswahl

Artischocken tragen zur Beseitigung von Verdauungsstörungen bei.

Blumenkohl aktiviert die Blutbildung, wirkt blutdrucksenkend und beugt außerdem Dickdarmerkrankungen vor.

Bohnen helfen bei Verdauungsproblemen.

Brokkoli wirkt blutbildend und hilft gegen Nervosität. Außerdem trägt er zu einer guten Verdauung bei, beseitigt Verstopfungen und beugt Darmerkrankungen vor.

Buchweizen ist durchblutungsfördernd.

Chicorée senkt erhöhten Blutdruck. Außerdem stabilisiert er Darmflora sowie -schleimhaut, entgiftet den Darm und befreit von Verdauungsstörungen.

Feldsalat fördert die Blutbildung, kräftigt die Darmschleimhaut und erhöht zudem die Stressresistenz.

Fenchel wirkt beruhigend und sorgt für bessere Nerven. Außerdem entgiftet er den Darm, hilft bei Blähungen und beseitigt Verstopfungen.

Grünkohl stärkt die Darmschleimhaut bzw. baut zerstörte Schleimhautbereiche schnell wieder auf und entgiftet den Darm nachhaltig.

Gurken haben eine abführende sowie darmreinigende Wirkung und kräftigen die Darmschleimhaut.

Karotten bauen ebenso die Darmschleimhaut mit auf.

Kartoffeln regulieren die Verdauung und stimulieren den Stoffwechsel.

Knoblauch verbessert die Durchblutung, senkt den Blutdruck und beugt Arteriosklerose vor. Außerdem bekämpft er Darmpilze und hilft bei Verstopfung sowie Blähungen.

Kohlrabi trägt dazu bei, Stress besser zu meistern, und verbessert die Stimmung.

Kürbis entlastet die Bauchspeicheldrüse, entgiftet den Darm und unterstützt die Verdauung.

Lauch fördert die Durchblutung, reinigt den Darm von Pilzen und hilft bei Blähungen sowie Durchfall oder Verstopfung.

Mais ist ein gutes Kräftigungsmittel für die Nerven und macht resistenter gegen Stress.

Mangold trägt zur Blutbildung bei, beseitigt Verdauungsprobleme, stärkt die Nerven und vertreibt Nervosität.

Radieschen desinfizieren die Darmschleimhaut, bekämpfen Darmpilze und helfen bei Blähungen, Durchfall oder Verstopfung.

Rettich hat sehr ähnliche Wirkungen wie Radieschen.

Rote Bete entgiften den Darm, helfen bei Verstopfung und stimulieren die Produktion von roten Blutkörperchen.

Rotkohl hilft gegen Darmträgheit und baut die Darmschleimhaut sowie -flora auf.

Sellerie stärkt die Nerven, heilt Verdauungsstörungen und bekämpft Pilze im Darm.

Spargel regt die Blutbildung an, kräftigt die Darmschleimhaut, wirkt gegen Verstopfung und stärkt die Nerven.

Zwiebeln aktivieren die Blutbildung, beugen Arteriosklerose vor, helfen bei Durchblutungsstörungen und senken den Blutdruck. Außerdem kräftigen sie die Darmschleimhaut.

Außerdem empfehlenswert

Batate, Champignons, Erbsen, Estragon, Geflügel, Salzheringe, Thymian und Trockenfrüchte gelten als weitere Nahrungsmittel, die an Jungfrautagen besonders bekömmlich sind und einen Beitrag zur Gesundheit liefern.

Die Kräuter

Die folgenden Heilkräuter sind u. a. bei Störungen und Erkrankungen in den vom Tierkreiszeichen Jungfrau beeinflussten Körperregionen und im Organsystem wirksam. Eine besondere Heilkraft für diese Bereiche erlangen sie, wenn man sie auch an Jungfrautagen anwendet.

Angelika wirkt nervenstärkend und unterstützt die Verdauung.
Baldrian hilft gegen Darmkrämpfe.
Beifuß lindert Darmbeschwerden.
Eberraute regt die Darmtätigkeit an.
Fenchel wirkt Darmbeschwerden entgegen.
Ingwer fördert den Stoffwechsel.
Kalmus hilft bei Verdauungsbeschwerden.
Kamille lindert Magen-Darm-Beschwerden.
Liebstöckel hilft gegen lästige Blähungen.
Meerrettich wirkt antibakteriell im Magen-Darm-Trakt.
Portulak hat einen leicht abführenden Effekt.
Zimt trägt erfahrungsgemäß zu einer sehr guten Verdauung bei.

Gegrillte Batate mit Petersilie und Nüssen

Zur Entschlackung bei Neumond in der Jungfrau

Zutaten für 1 Person

1 große Batate (Süßkartoffel)
1 Bund Petersilie
1 Stück frischer Ingwer (2 cm)
20 g Walnüsse, gehackt
1 TL Honig
1 EL fettarmer Joghurt
Salz, Pfeffer
Etwas Olivenöl

Zubereitungszeit: 50 Minuten.

1. Die Batate unter fließendem Wasser gründlich waschen. In kochendem Salzwasser wie Pellkartoffen kochen (etwa 20 bis 25 Minuten). Das Wasser abgießen und die Batate auskühlen lassen.

2. Die Petersilie waschen, trockenschleudern und fein hacken. Den Ingwer schälen und sehr fein würfeln. Dann den Backofen auf 180 °C vorheizen.

3. Von der Batate längs eine Kappe abschneiden. Das Innere mit einem scharfen Löffel so aushöhlen, dass noch ein Rand übrig bleibt. Das Fruchtfleisch zerdrücken.

4. Das Batatenfruchtfleisch mit den Nüssen, der Petersilie, dem Honig, dem Ingwer und dem Joghurt vermengen, mit Salz und Pfeffer würzen.

5. Diese Masse in die Batate füllen, den abgeschnittenen Deckel aufsetzen. Mit etwas Olivenöl beträufeln und in einer kleinen Auflaufform auf der mittleren Schiene im Backofen 20 Minuten backen.

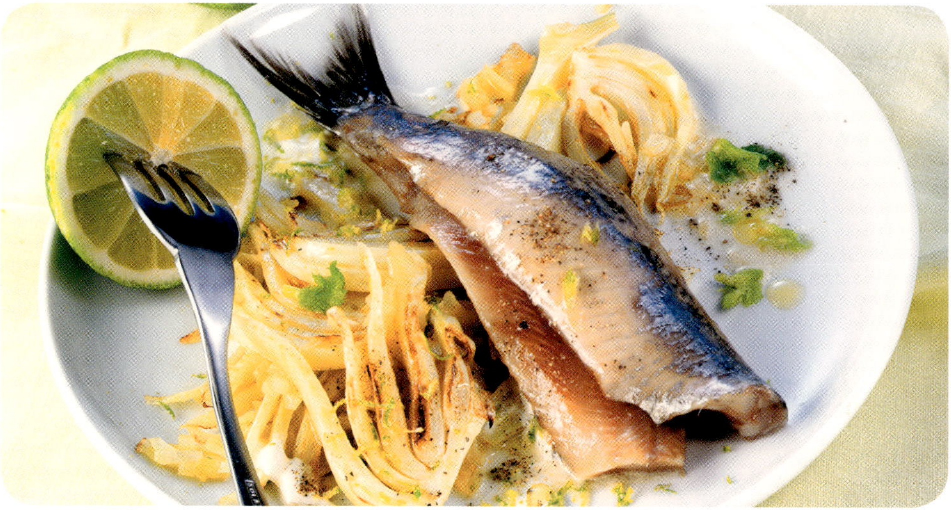

In Sherry eingelegte Matjes

Bei zunehmendem Mond in der Jungfrau

1. Die Schalotten abziehen und sehr fein würfeln. Möhre, Ingwer und Meerrettich putzen, eventuell schälen. Die Möhre in Scheiben, den Ingwer in feine Würfel schneiden und den Meerrettich raspeln oder ebenfalls sehr fein würfeln.

2. In einem Topf den Essig mit dem Sherry, dem Zucker, Pimentkörnern und Wacholderbeeren verrühren, mit Salz und Pfeffer würzen und das Gemüse hinzufügen. Alles aufkochen und 5 Minuten einkochen lassen.

3. Den Sherry-Gemüse-Sud durch ein Sieb abgießen und dabei auffangen. Die beiden Matjesfilets im Ganzen in einer möglichst flachen Schüssel ausbreiten und den Sud darüber gießen. Anschließend den Estragon waschen, trockenschleudern, die Blättchen abzupfen, hacken und über die Filets geben. Einige Stunden marinieren lassen.

Dazu passt ganz besonders gut ein Fenchel-Limetten-Gemüse – oder ganz schlichte Pellkartoffeln. Sie können die Matjesfilets natürlich auch klassisch mit frischen Zwiebeln anrichten!

Zutaten für 1 Person

2 Schalotten

1 kleine Möhre

1 kleines Stück frischer Ingwer

1 Scheibe frischer Meerrettich

1/8 l Weißweinessig

1 EL trockener Sherry

1 EL Zucker

Pimentkörner und Wacholderbeeren

Salz, Pfeffer

2 Matjesfilets

3–4 Stängel Estragon

Zubereitungszeit: 40 Minuten und einige Stunden Marinierzeit.

Salat mit Champignons und Reis

Zur Entschlackung bei Vollmond in der Jungfrau

Zutaten für 1 Person

- Salz
- 1/2 Tasse Reis
- 125 g Champignons
- 1 EL Zitronensaft
- 3 Frühlingszwiebeln
- 50 g Rucola
- 1–2 TL Aceto balsamico
- Pfeffer
- 1 TL mittelscharfer Senf
- 1–2 EL Olivenöl
- 1 Prise Zucker

Zubereitungszeit: 30 Minuten.

1. 1 Tasse Wasser zum Kochen bringen, salzen, den Reis darin in etwa 20 Minuten bissfest kochen.

2. Die Champignons putzen und in dünne Scheiben schneiden, mit dem Zitronensaft beträufeln. Danach die Frühlingszwiebeln abziehen und grob würfeln.

3. Den Rucola waschen, trockentupfen, große Blätter zerteilen, lange und grobe Stängel wegschneiden.

4. Den Aceto balsamico mit etwas Salz, Pfeffer und dem Senf verrühren, das Olivenöl und den Zucker hinzufügen, alles verquirlen.

5. In einer Schüssel Reis, Champignons, Frühlingszwiebeln und Rucola miteinander vermengen, die Salatsauce vorsichtig unterrühren. Eventuell noch einmal mit Salz und Pfeffer nachwürzen. Danach kurz ziehen lassen.

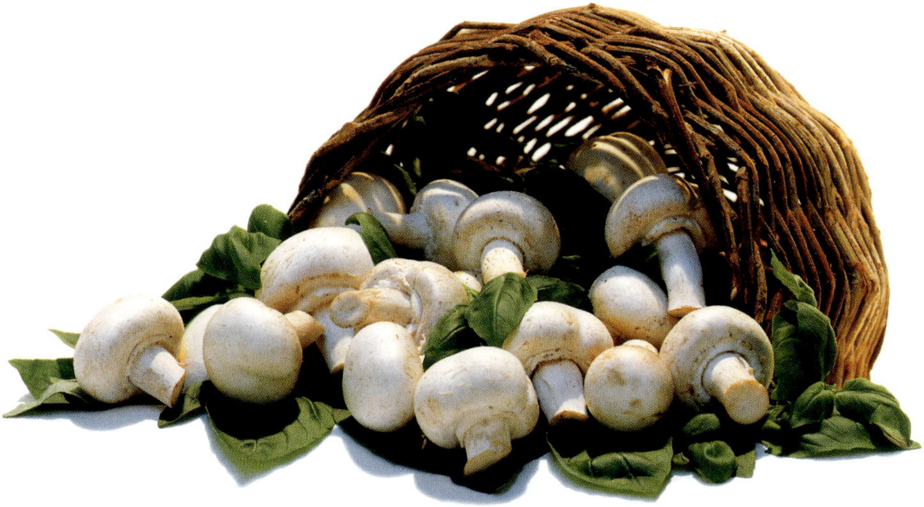

Sellerie-Möhren-Gemüse mit Putenbrust

Bei abnehmendem Mond in der Jungfrau

Zutaten für 1 Person

1 mittelgroße Möhre

1 Stück Sellerie (150 g)

1 Zwiebel

1 Knoblauchzehe

2 EL Butter

3 TL Zitronensaft

50 ml Gemüsebrühe aus Würfel oder Pulver

Salz, Pfeffer

1 Prise Koriander

125 g Putenbrustfilet

2 TL scharfer Senf

1/2 Bund Petersilie

Zubereitungszeit:
45 Minuten.

1. Die Möhre, den Sellerie, die Zwiebel und den Knoblauch schälen bzw. abziehen, Möhre und Sellerie in Scheiben, Knoblauch und Zwiebel in Würfel schneiden.

2. Die Hälfte der Butter in einer Pfanne erhitzen, zunächst den Knoblauch mit den Zwiebelwürfeln andünsten, dann die Möhre und den Sellerie dazugeben. Den Zitronensaft und die Gemüsebrühe unterrühren, alles etwas ein-, aber nicht zu weich kochen lassen. Mit Salz, Pfeffer und dem Koriander würzen.

3. Das Putenbrustfilet waschen, trockentupfen, mit Salz und Pfeffer einreiben und mit dem Senf bestreichen. Die restliche Butter erhitzen, das Filet darin von beiden Seiten (je 5 bis 7 Minuten) braten. Das Fleisch herausnehmen und den Fond mit etwas Wasser oder Wein ablöschen. Einkochen lassen.

4. Die Petersilie waschen, trockenschleudern, fein hacken. Das Gemüse mit dem Fleisch anrichten. Die Petersilie über das Gemüse streuen, die Fleischsauce über das Putenbrustfilet geben.

Dazu passen Pell- oder Salzkartoffeln.

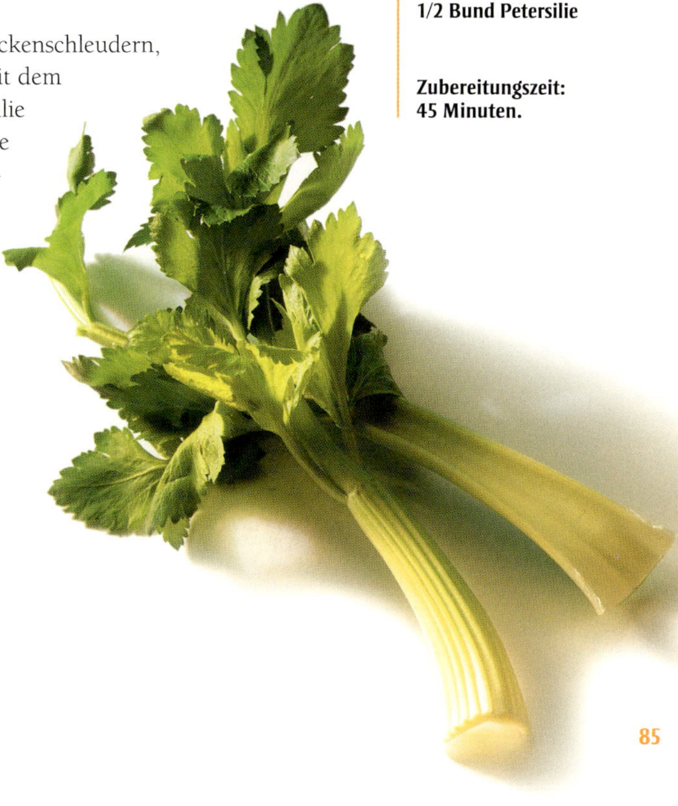

Körper und Ernährung an Waagetagen

Dem Luftzeichen Waage werden die Hüftregion sowie Harnblase und Nieren zugeordnet. Als Organsystem werden die inneren Drüsen durch das Tierkreiszeichen Waage in besonderer Weise beeinflusst.

Hüfte, Blase und Nieren verlangen an Waagetagen unsere besondere Aufmerksamkeit. Alles, was man jetzt für diese Körperregion unternimmt, um zu heilen oder zu pflegen, wirkt besonders wohltuend; alles, was ihr schadet, kann besonders ungünstig sein. An Waagetagen heißt es, den Unterleib vor Unterkühlung zu schützen, weil sonst eine Blasen- oder Nierenbeckenentzündung drohen kann. Um Nieren und Blase gut durchzuspülen, sollte man jetzt reichlich trinken – vor allem nachmittags, wenn diese Organe voll aktiv sind.

An Waagetagen beeinflusst der Mond die Qualität von Fetten und Ölen in der Nahrung. Diese lebenswichtigen Nährstoffe werden jetzt besonders gut aufgenommen und vom Organismus optimal verwertet. Es ist also davon auszugehen, dass man an diesen Tagen Appetit auf Fettiges hat und dass solche Speisen auch gut bekommen. Wer aber fettarm essen muss, um beispielsweise seinen Cholesterinspiegel normal zu halten, sollte gerade jetzt auf fettreiche Kost verzichten. Beachten sollte man noch, dass vor allem an diesen Tagen das Auge »mitisst«, sodass ein schön gedeckter Tisch und attraktiv angerichtete Speisen besonders willkommen sind.

Die grundsätzlichen Nahrungsfavoriten an diesen Tagen sind Blütenpflanzen, wie Artischocken und Brokkoli, sowie Avocados.

Obst, Gemüse und anderes

An den Tagen, wenn der Mond über das Tierkreiszeichen Waage auf die jeweiligen Körperregionen bzw. die Drüsen wirkt, sollte man möglichst folgende Obst- und Gemüsesorten essen. Diese schwächen die jetzigen Risiken ab bzw. unterstützen die Linderung bereits vorhandener Probleme. Zudem unterstützen einige auch die Fettverwertung.

Die Obstauswahl

Avocados bestehen zu 10 bis 15 Prozent aus sehr hochwertigen Fettsäuren.

Birnen helfen wirkungsvoll bei Nieren- und Blasenproblemen.

Brombeeren regen die Drüsentätigkeit an.

Heidelbeeren erhöhen die Urinmenge und wirken entwässernd.

Himbeeren helfen bei Nieren- und Blasenbeschwerden.

Orangen aktivieren die Drüsen.

Stachelbeeren sind harntreibend und tragen zur Entwässerung bei.

Wacholderbeeren binden Fette im Darm und heilen Entzündungen in Nieren sowie in der Blase. Außerdem wirken sie wasser- und harntreibend.

Weintrauben reinigen Nieren und Blase.

Zitronen setzen Fett frei und unterstützen Schlankheitskuren.

Die Gemüseauswahl

Artischocken wirken entwässernd.

Blumenkohl liefert einen wichtigen Beitrag für den Bau des körpereigenen Kortisons zur Hemmung von Entzündungen. Außerdem wirkt er entwässernd und hilft bei Nieren- und Blasenbeschwerden.

Bohnen sind gut gegen Nieren- und Blasenleiden und tragen zur Entwässerung bei.

Chicorée reguliert den Wasserhaushalt und hilft beim Abspecken.

Gurken lindern spürbar Nieren- und Blasenbeschwerden.

Kartoffeln regen die Hormonproduktion an.

Kürbis ist gut bei Nieren- sowie Prostataleiden und wirkt harntreibend.

Linsen fördern die Hormonproduktion, entwässern und helfen gut bei Nieren- und Blasenproblemen.

Oliven schützen vor allem alle Drüsen, die Hormone produzieren.

Radieschen beugen sehr gut Nieren- und Blasensteinen vor.

Rettich hilft gegen Beschwerden beim Wasserlassen, ist vorbeugend gegen Harninkontinenz und hilfreich bei Nieren- sowie Blasenentzündungen. Außerdem trägt er zur Prophylaxe gegen Nieren- und Blasensteine bei.

Rhabarber bindet Fettstoffe.

Rosenkohl reguliert den Wasserhaushalt und hilft beim Abspecken.

Sauerkraut unterstützt den Fettstoffwechsel.

Sellerie hat eine antibakterielle Wirkung in Nieren und Blase oder trägt zur Heilung einer Blasenschwäche bei.

Spargel aktiviert den Fettstoffwechsel.

Tomaten haben eine entwässernde und harntreibende Wirkung.

Zwiebeln helfen bei Nieren- und auch Blasenbeschwerden.

Außerdem empfehlenswert

Ente, Esskastanien, Haselnüsse, Pistazien, Rindfleisch, Sonnenblumenkerne und Wachtelfleisch sind an allen Waagetagen die besten Nahrungsergänzungen.

Die Kräuter

Die folgenden Heilkräuter sind u. a. bei Störungen und Erkrankungen in den vom Tierkreiszeichen Waage beeinflussten Körperregionen und im Organsystem wirksam. Eine besondere Heilkraft für diese Bereiche erlangen sie, wenn man sie auch an Waagetagen anwendet.

Brennnessel hilft sehr gut bei Nieren- und Blasenleiden.

Estragon wirkt harntreibend.

Heidekraut lindert Blasenleiden.

Kapern unterstützen die Nierentätigkeit.

Salbei lindert Blasenleiden.

Sellerie wirkt zuverlässig bei Nieren- und Blasenbeschwerden.

Senf unterstützt die Fettverdauung.

Ysop wird oft bei Steinleiden angewendet.

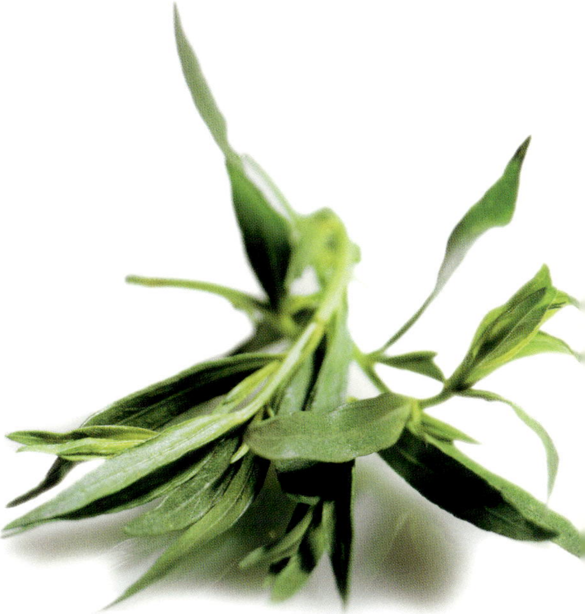

Rosenkohl mit Haselnüssen

Zur Entschlackung bei Neumond in der Waage

Zutaten für 1 Person

400 g Rosenkohl

1/8 l Gemüsebrühe aus Würfel oder Pulver

Salz

30 g Haselnüsse, sehr grob gemahlen

1 kleine Staude Chicorée

Pfeffer

Muskatnuss, frisch gerieben

2 TL Sojasauce

Zubereitungszeit: 30 Minuten.

1. Den Rosenkohl putzen, waschen, große Röschen teilen, die Strunkenden kreuzweise einschneiden, in wenig von der Gemüsebrühe mit etwas Salz etwa 15 Minuten dünsten. Sie sollten möglichst noch Biss haben.

2. Die Haselnüsse in einer trockenen Pfanne so lange rösten, bis sie zu duften anfangen, aber nicht braun werden.

3. Den Chicorée putzen, braune Blätter entfernen und die Staude in feine Scheiben schneiden.

4. In einer Schüssel den Rosenkohl mit dem Chicorée mischen. Die Gemüsebrühe mit Salz, Pfeffer, Muskat und der Sojasauce würzen, abschmecken und über das Gemüse gießen. Zum Schluss die Haselnüsse darüber streuen.

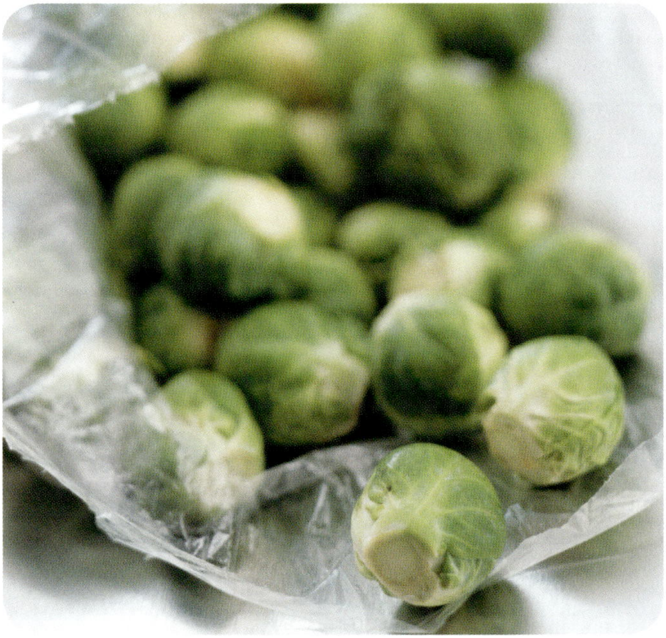

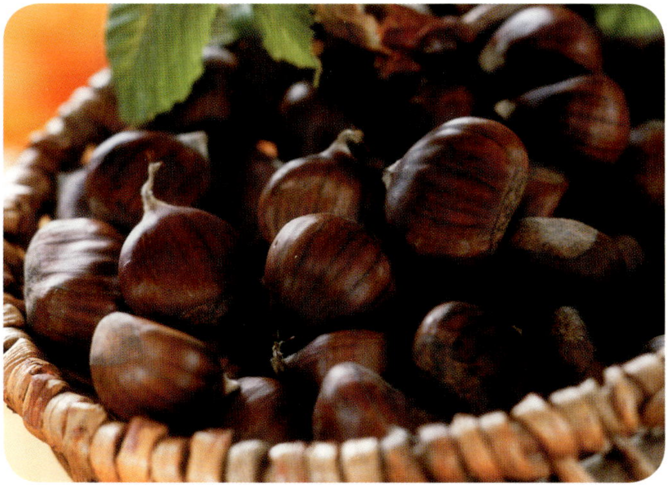

Rindergeschnetzeltes mit Maronen und Bohnen

Bei zunehmendem Mond in der Waage

1. Das Fleisch waschen, trockentupfen, in Streifen schneiden. Mit dem Senf bestreichen und mit Salz und Pfeffer würzen.

2. Die Hälfte von dem Weißwein oder der Gemüsebrühe in einem Topf zum Kochen bringen, die Bohnen hinzufügen und nach Packungsangabe garen. Mit Salz und Pfeffer würzen. Die Butter mit dem Zucker in einer Pfanne anbräunen, die Maronen hinzufügen und etwas anbräunen, die andere Hälfte von dem Weißwein oder der Gemüsebrühe dazugeben und etwas einkochen lassen. Dann zu den Bohnen geben.

3. Das Öl in einer Pfanne erhitzen, das Fleisch darin von allen Seiten anbraten und 3 bis 4 Minuten weiterbraten. Das Fleisch aus der Pfanne nehmen und warm stellen. Den Bratfond mit der Sahne und dem Zitronensaft ablöschen, das Fleisch wieder in die Sauce legen.

4. Das Fleisch mit dem Bohnen-Maronen-Gemüse anrichten.

Dazu passen Salzkartoffeln, Reis oder Nudeln.

Zutaten für 1 Person

125 g Rindfleisch

1 TL mittelscharfer Senf

Salz, Pfeffer

80 ml Weißwein oder Gemüsebrühe aus Würfel oder Pulver

100 g grüne Bohnen, tiefgefroren (Schüttware)

1 TL Butter

1 Prise Zucker

100 g Maronen, vorgegart

1 EL Olivenöl

2 EL saure Sahne

2 TL Zitronensaft

Zubereitungszeit:
1 Stunde.

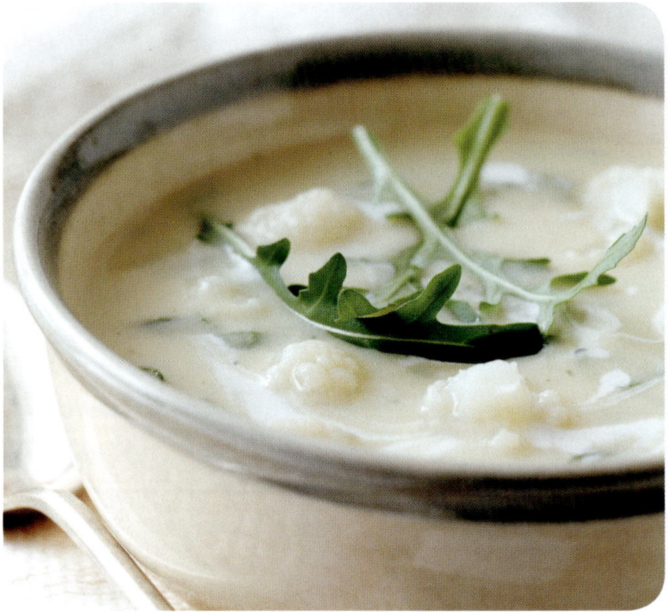

Blumenkohlsuppe

Zur Entschlackung bei Vollmond in der Waage

Zutaten für 1 Person

250 g Blumenkohl

1 kleine Möhre

1 kleine Zwiebel

1 Knoblauchzehe

1 TL Butter

1/4 l Gemüsebrühe aus Würfel oder Pulver

Salz, Pfeffer

2 Messerspitzen Koriander

2 EL saure Sahne

Zubereitungszeit: 30 Minuten.

1. Den Blumenkohl waschen, putzen, in Röschen teilen. Die Möhre schälen, die Zwiebel und den Knoblauch abziehen. Die Möhre in Scheiben, die Zwiebel und den Knoblauch in kleine Würfel schneiden.

2. Die Butter in einem Topf erhitzen, die Zwiebel- und Knoblauchwürfel darin anbräunen lassen, die Blumenkohlröschen und die Möhrenscheiben dazugeben, kurz anbraten. Die Gemüsebrühe angießen. Alles mit Salz, Pfeffer und dem Koriander würzen und etwa 15 Minuten kochen lassen.

3. Die Gemüse mit einem Mixstab pürieren, die saure Sahne einrühren. Nochmals mit Salz und Pfeffer und eventuell Koriander nachwürzen. Anrichten.

Dazu passen Vollkorntoast und etwas Rucola zum Garnieren.

Entenbrust mit Brokkoli

Bei abnehmendem Mond in der Waage

Zutaten für 1 Person

1 kleine Entenbrust (ca.150 g)

2 TL Butterschmalz

Salz, Pfeffer

1 Stängel Rosmarin

1 kleine Zwiebel

200 g Brokkoli

1 TL Butter

3 EL Apfelsaft

1 EL Wein oder Geflügelbrühe

1/2 TL Speisestärke

1 TL Zitronensaft

Zubereitungszeit: 40 Minuten.

1. Die Entenbrust waschen, trockentupfen. Die Fettseite rautenförmig einschneiden.

2. Das Schmalz in einer Pfanne erhitzen, die Entenbrust auf der Hautseite 4 Minuten anbraten, wenden und weitere 8 Minuten braten. Mit Salz und Pfeffer würzen. Die Rosmarinnadeln von dem Stängel zupfen und in die Pfanne zur Entenbrust geben. Dann die Entenbrust herausnehmen und in Alufolie gewickelt im Backofen (80 °C) warm halten.

3. Die Zwiebel abziehen und fein würfeln. Den Brokkoli in kleine Stücke zerteilen, die Stielenden kreuzweise einschneiden. In einer Pfanne die Butter erhitzen, die Zwiebelwürfel darin anbräunen, den Brokkoli dazugeben, den Apfelsaft und den Wein oder die Geflügelbrühe angießen und den Brokkoli in etwa 10 bis 15 Minuten bissfest garen.

4. Den Entenbratfond mit etwas Wasser ablöschen, mit der Speisestärke andicken. Mit dem Zitronensaft, Salz und Pfeffer abschmecken.

5. Die Entenbrust zerteilen und zusammen mit dem Brokkoligemüse auf einem Teller anrichten.

Dazu passen Kartoffelkroketten, Reis oder Vollkornbaguette.

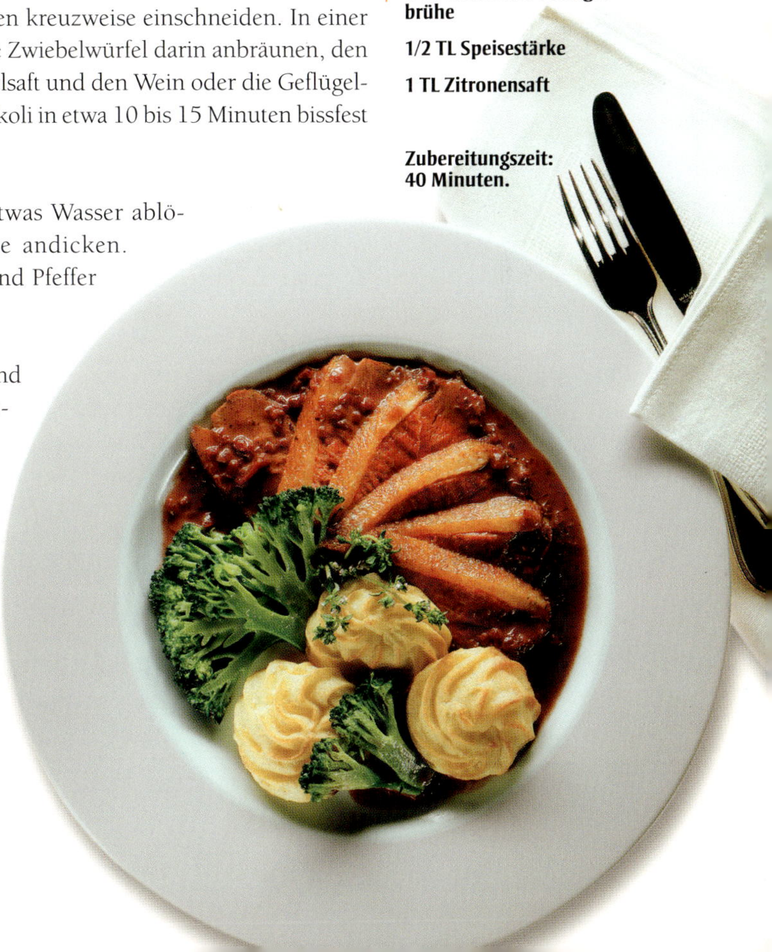

Körper und Ernährung an Skorpiontagen

Dem Wasserzeichen Skorpion werden die Sexualorgane und die Harnwege zugeordnet. Als Organsystem werden die Nerven durch das Tierkreiszeichen Skorpion in besonderer Weise beeinflusst.

Geschlechtsorgane und Harnwege sind an Skorpiontagen besonders empfindsam. Alles, was man heute für diese Körperregion unternimmt, um zu heilen oder zu pflegen, wirkt besonders wohltuend; alles, was diesen Organen schadet, kann besonders ungünstig sein. Unterkühlung ist an Skorpiontagen die häufigste Ursache von Harnwegsentzündungen. Schwangere sollten an diesen Tagen besonders vorsichtig sein – vor allem bei zunehmendem Mond und Vollmond herrscht eine Tendenz zu Fehlgeburten.

An Skorpiontagen verstärkt die Mondkraft die Qualität der Kohlenhydrate. Diese werden an diesen Tagen vom Organismus sehr gut aufgenommen und verwertet. Kohlenhydrate erhöhen die körperliche Leistungskraft und stärken die Nerven. Wer jedoch beispielsweise unter Stoffwechselproblemen leidet, sollte jetzt Zurückhaltung üben.

Die grundsätzlichen Nahrungsfavoriten an diesen Tagen sind alle Blattgemüse, Salate und Blattkräuter.

Obst, Gemüse und anderes

An den Tagen, wenn der Mond über das Tierkreiszeichen Skorpion auf die jeweiligen Körperregionen bzw. die Nerven wirkt, sollte man möglichst folgende Obst- und Gemüsesorten essen. Diese schwächen die jetzigen Risiken ab bzw. unterstützen die Linderung bereits vorhandener Probleme. Zudem unterstützen einige auch den Kohlenhydratstoffwechsel.

Die Obstauswahl

Aprikosen bieten überdurchschnittlich viel Niazin, was die Nerven stärkt und die Stimmung verbessert.

Avocados mildern Menstruationsbeschwerden.

Bananen beruhigen die Nerven.

Brombeeren bekämpfen Nervosität.

Feigen lindern Menstruationsbeschwerden, stärken das Nervenkostüm und verbessern die Stimmung.

Heidelbeeren erhöhen die Urinmenge und wirken entwässernd. Außerdem beruhigen sie die Nerven.

Himbeeren helfen bei Nieren- sowie Blasenbeschwerden und lindern starke Menstruationsblutungen.

Johannisbeeren sind ein wirkungsvolles Beruhigungsmittel.

Mangos tragen zu einer besseren Stressbewältigung bei.

Pfirsiche machen stressresistenter, helfen gegen Gereiztheit und Angst.

Pflaumen erhöhen auch die Widerstandskraft gegen Stress und lindern nervöse Unruhe. Außerdem optimieren sie den Kohlenhydratstoffwechsel.

Stachelbeeren wirken stark entwässernd und harntreibend.

Wacholderbeeren heilen Entzündungen in den Harnwegen, sind wasser- und harntreibend.

Weintrauben begünstigen den Kohlenhydratstoffwechsel, reinigen die Harnwege, lindern das prämenstruelle Syndrom und helfen bei Nervosität sowie Depressionen.

Die Gemüseauswahl

Blumenkohl trägt zur Entwässerung bei und hilft bei Blasenproblemen.

Bohnen wirken entwässernd und sind gut gegen Blasenleiden.

Brokkoli kurbelt den Kohlenhydratstoffwechsel an, hilft gegen Reizbarkeit und lindert Menstruationsbeschwerden.

Chicorée reguliert den Wasserhaushalt und hilft beim Abspecken.

Fenchel wirkt beruhigend und sorgt für deutlich bessere Nerven.

Gurken tragen zur Linderung von Blasenbeschwerden bei.

Kohlrabi hilft dabei, Stress besser zu meistern, und verbessert die Stimmung.

Kürbis ist gut bei Prostataleiden und wirkt harntreibend.

Linsen entwässern und helfen gut bei Blasenproblemen.

Mais ist ein gutes Kräftigungsmittel für die Nerven und macht zudem widerstandsfähiger gegen Stress.

Mangold stärkt besonders die Nerven und vertreibt Nervosität.

Rettich hilft gegen Beschwerden beim Wasserlassen. Außerdem hat er vorbeugende Wirkung gegen Harninkontinenz und ist hilfreich bei Blasenentzündungen.

Sellerie kurbelt den Kohlenhydratstoffwechsel an und wirkt in den ableitenden Harnwegen antibakteriell.

Soja hilft bei Antriebslosigkeit, Nervosität und Angstgefühlen.

Spargel aktiviert den Kohlenhydratstoffwechsel und stärkt die Nerven.

Spinat stimuliert ebenso den Kohlenhydratstoffwechsel und trägt zu einer besseren Stimmung bei.

Tomaten haben eine entwässernde und harntreibende Wirkung.

Weißkohl ist in seiner Wirkung mit Spargel oder Spinat vergleichbar.

Außerdem empfehlenswert

Äpfel, Buchweizen, Kalbfleisch, Kresse, Löwenzahn, Meeresfische, Sprossen und Zucchini sind die Nahrungsmittel, die das empfohlene Obst und Gemüse sehr sinnvoll ergänzen.

Die Kräuter

Die folgenden Heilkräuter sind u. a. bei Störungen und Erkrankungen in den vom Tierkreiszeichen Skorpion beeinflussten Körperregionen und im Organsystem wirksam. Eine besondere Heilkraft für diese Bereiche erlangen sie, wenn man sie auch an Skorpiontagen anwendet.

Johanniskraut wirkt beruhigend.

Lavendel hilft bei nervösen Störungen.

Safran ist nervenstärkend und krampflösend.

Sauerampfer reinigt das Blut.

Schafgarbe hilft zuverlässig bei Menstruationsbeschwerden.

Tripmadam wirkt leicht harntreibend.

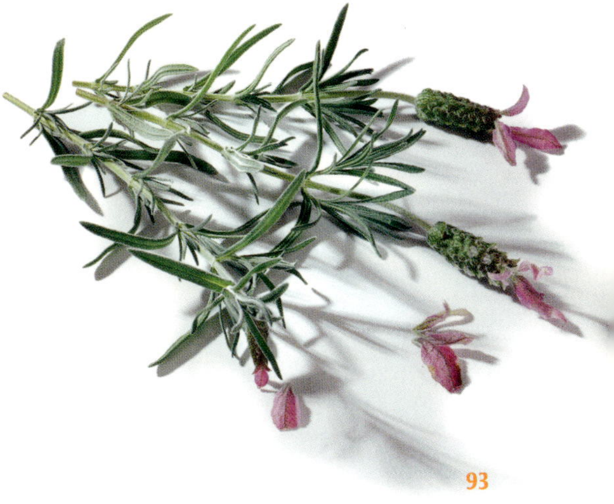

Chicorée-Apfel-Salat

Zur Entschlackung bei Neumond im Skorpion

Zutaten für 1 Person

1 mittelgroße Staude Chicorée

1 kleiner süßsaurer Apfel

1 kleine Orange

2 TL Zitronensaft

Salz, Pfeffer

1 TL Honigsenf

1–2 EL Olivenöl

Zubereitungszeit: 20 Minuten.

1. Den Chicorée putzen und halbieren, den Apfel schälen und vierteln. Chicorée und Apfelviertel in feine Scheiben schneiden. Die Orange schälen (alles Weiße entfernen), halbieren und ebenfalls in Scheiben schneiden.

2. Den Zitronensaft mit Salz und Pfeffer würzen, den Honigsenf unterrühren, das Öl dazugeben und alles zu einer cremigen Sauce verrühren.

3. Die Salatzutaten in einen tiefen Teller geben und mit der Salatsauce verrühren. Anrichten.

Dazu passen Kürbiskerne oder Vollkorntoast.

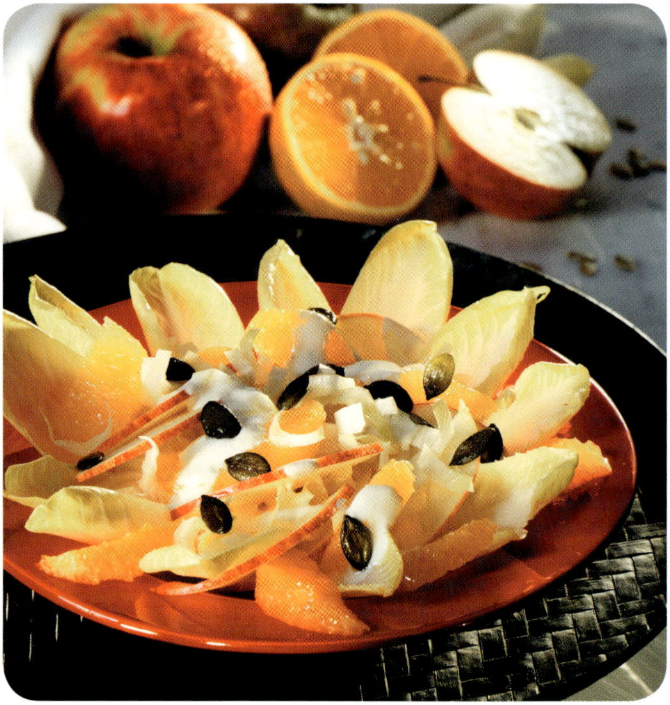

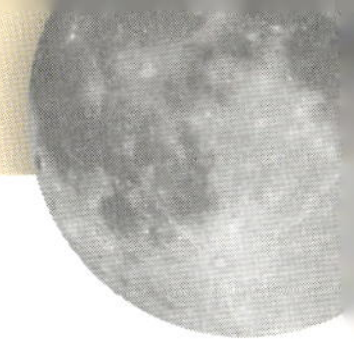

Lachs mit Erdnussreis

Bei zunehmendem Mond im Skorpion

1. Die Lauchzwiebeln putzen und mit dem Grün in dünne Streifen schneiden.

2. Das Öl in einer tiefen Pfanne erhitzen, die Lauchzwiebeln darin andünsten, den Reis sowie den Curry dazugeben und mit der Gemüsebrühe ablöschen. Den Reis bei schwacher Hitze in etwa 20 Minuten garen.

3. Die Erdnüsse hacken. Die Aprikosen in Würfel, die geputzte Möhre in feine Streifen schneiden. Alles zusammen mit dem Kardamom und der Sojasauce zum Reis geben.

4. Den Lachs waschen, trockentupfen, mit Salz und Pfeffer einreiben sowie mit Zitronensaft beträufeln. In feine Streifen schneiden und so rechtzeitig unter den Reis heben, dass er etwa 5 Minuten mitkochen kann.

Tipp: Dieser Erdnussreis schmeckt übrigens auch zu Räucherlachs.

Zutaten für 1 Person

2 Lauchzwiebeln

1 EL Olivenöl

1/2 Tasse Reis

1 TL Curry

50 ml Gemüsebrühe aus Würfel oder Pulver

20 g ungesalzene Erdnüsse (Asienladen)

3 getrocknete Aprikosen

1 kleine Möhre

2–3 Messerspitzen Kardamom

1 TL Sojasauce

100 g Lachs

Salz, Pfeffer

1 EL Zitronensaft

Zubereitungszeit: 30 Minuten.

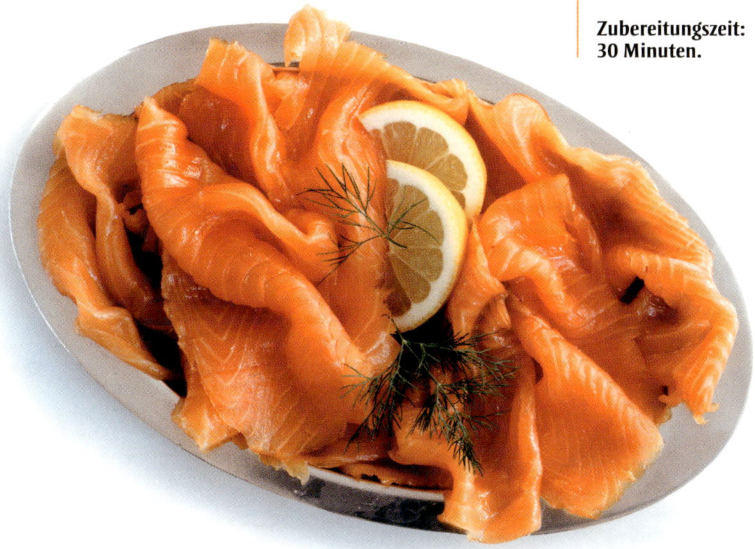

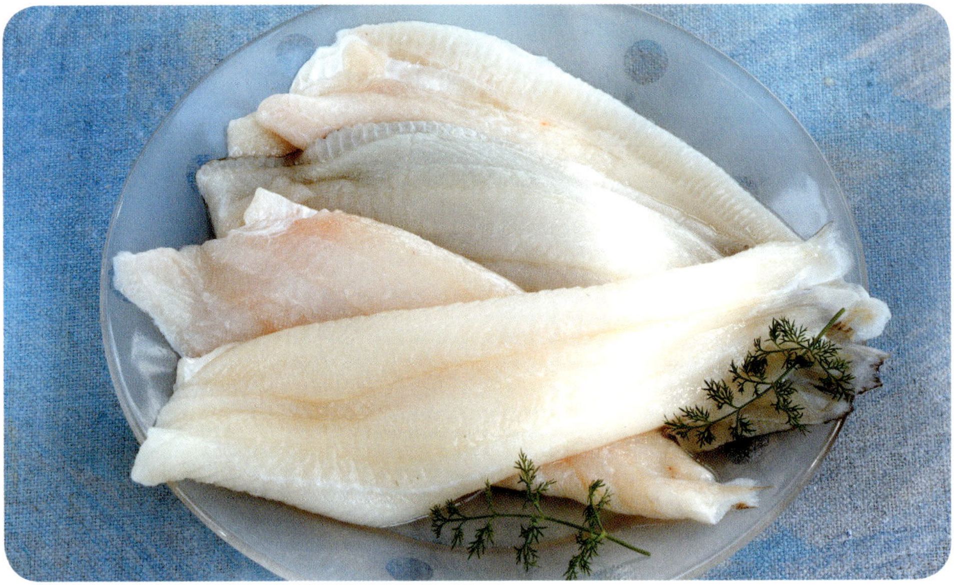

Rotzungenfilet auf Löwenzahn

Zur Entschlackung bei Vollmond im Skorpion

Zutaten für 1 Person

125 g Rotzungenfilet (ersatzweise Kabeljau oder Seezunge)

1 EL Zitronensaft

Salz, Pfeffer

150 g Löwenzahn (ersatzweise Bärlauch oder Rucola)

1 kleine Zwiebel

1 Knoblauchzehe

1 EL Olivenöl

2 EL Gemüsebrühe aus Würfel oder Pulver

Zubereitungszeit: 30 Minuten.

1. Das Rotzungenfilet waschen, trockentupfen, mit dem Zitronensaft beträufeln, mit Salz und Pfeffer würzen. Den Löwenzahn waschen, putzen und große Blätter zerzupfen. Die Zwiebel und den Knoblauch abziehen und fein hacken.

2. Das Öl in einer Pfanne erhitzen, Zwiebel und Knoblauch darin andünsten. Die Löwenzahnblätter dazugeben, die Gemüsebrühe dazugießen und 5 Minuten kochen.

3. Das Fischfilet auf das Gemüse legen und zugedeckt bei mittlerer Hitze in etwa 5 Minuten garen.

4. Das Fischfilet mit dem Löwenzahngemüse anrichten, eventuell mit Zitronenstückchen garnieren.

Dazu passt Vollkornreis.

Endiviensalat mit Sprossen

Bei abnehmendem Mond im Skorpion

1. Den Endiviensalat und den Radicchio putzen, waschen und in Stücke teilen. Die Radieschensprossen in einem Sieb abspülen. Die Karotte schälen und raspeln. Die Kartoffel in feine Scheiben schneiden oder würfeln. Alles in eine Schüssel geben.

2. Die saure Sahne mit der Gemüsebrühe und dem Essig oder dem Zitronensaft verrühren, mit Salz und Pfeffer würzen, die Sojasauce und das Olivenöl dazugeben und alles zu einer cremigen Sauce vermengen. Über die Salatzutaten geben, alles miteinander vermischen und 5 Minuten ziehen lassen.

3. Die Sonnenblumenkerne in einer Pfanne ohne Fett erhitzen, bis sie leicht braun werden.

4. Schließlich den Salat auf einem Teller anrichten und die Sonnenblumenkerne darüber streuen.

Zutaten für 1 Person

100 g Endiviensalat

1 kleiner Radicchio

1 EL Radieschensprossen

1 kleine Karotte

1 kleine Kartoffel, gegart

1 EL saure Sahne

1 EL Gemüsebrühe aus Würfel oder Pulver

1–2 TL Weißweinessig oder Zitronensaft

Salz, Pfeffer

1 TL Sojasauce

1–2 EL Olivenöl

1 EL Sonnenblumenkerne

Zubereitungszeit: 45 Minuten.

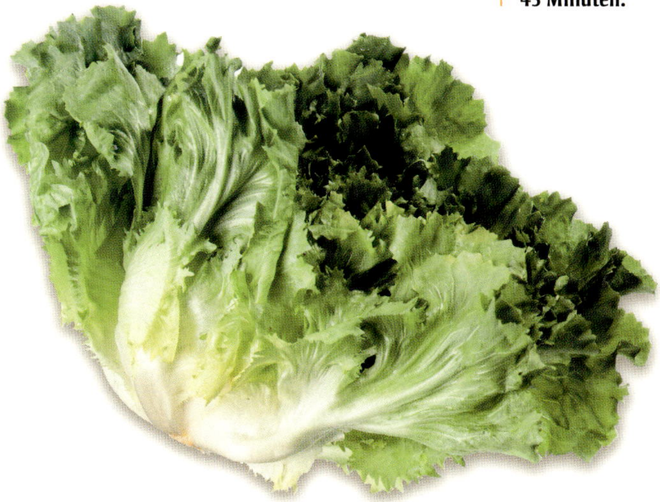

Körper und Ernährung an Schützetagen

Dem Feuerzeichen Schütze werden Lendenwirbelsäule, Oberschenkel und Venen zugeordnet. Als Organsystem werden die Sinnesorgane durch das Tierkreiszeichen Schütze in besonderer Weise beeinflusst.

Lendenwirbelsäule, Oberschenkel und Venen sollten an Schützetagen besonders beachtet werden. Alles, was man heute für diese Körperregionen tut, um zu heilen oder zu pflegen, wirkt besonders wohltuend; alles, was ihnen schadet, kann besonders schädlich sein. Bei Wetteränderungen, die an Schützetagen häufiger auftreten, muss mit Ischias- und Rückenschmerzen gerechnet werden. Untrainierte gehen bei übermäßiger sportlicher Belastung an Schützetagen das Risiko ein, sich schnell einen Muskelkater zuzuziehen.

An Schützetagen beeinflussen die Mondkräfte die Eiweißqualität. Unser Organismus kann jetzt alle mit der Nahrung zugeführten Eiweißstoffe optimal aufnehmen und verwerten. Eiweißstoffe fördern den Zellaufbau und steigern die körperliche sowie geistige Leistungsfähigkeit. Wer jedoch z. B. Probleme mit der Verdauung hat, sollte an diesen Tagen eher zurückhaltend sein und nicht zu viel Eiweiß zu sich nehmen.

Die grundsätzlichen Nahrungsfavoriten an diesen Tagen sind Fruchtgemüse, Hülsenfrüchte und rotes Obst.

Obst, Gemüse und anderes

An den Tagen, wenn der Mond über das Tierkreiszeichen Schütze auf die jeweiligen Körperregionen bzw. die Sinnesorgane wirkt, sollte man möglichst folgende Obst- und Gemüsesorten essen. Diese schwächen die jetzigen Risiken ab bzw. unterstützen die Linderung bereits vorhandener Probleme. Zudem unterstützen einige auch die Eiweißverwertung.

Die Obstauswahl

Ananas hebt den Eiweißstatus im Körper an.

Äpfel kräftigen die Venen.

Brombeeren können bei Krampfadern sowie Venenleiden helfen und festigen besonders das Bindegewebe.

Grapefruits sind ein außerordentlich gutes Mittel gegen Krampfadern.

Hagebutten wirken ebenfalls bei Krampfadern und Venenleiden.

Johannisbeeren unterstützen vor allem die Muskeltätigkeit.

Kirschen halten den enzymatischen Abbau des Bindegewebes auf.

Kiwis regen die Muskeltätigkeit an und festigen das Bindegewebe sowie die Venen.

Mangos regen die Eiweißbiosynthese an.

Melonen verbessern die Eiweißverwertung.

Orangen tragen viel zur Kräftigung des Bindegewebes bei.

Papayas verbessern den Eiweißstatus der Körperzellen und tragen zur Heilung von Eiweißmangelerkrankungen bei. Außerdem unterstützen sie die Muskelbildung.

Stachelbeeren verbessern die Eiweißverwertung und kräftigen maßgeblich die Venen sowie das Bindegewebe.

Die Gemüseauswahl

Bohnen stimulieren die Eiweißsynthese in den Körperzellen.

Brokkoli stärkt die Muskelarbeit.

Buchweizen kräftigt das Bindegewebe und hilft wirkungsvoll bei Venenleiden, Besenreisern und Krampfadern.

Erbsen vitalisieren, da sie den Eiweißstatus anheben. Außerdem fördern sie das Zellwachstum, tragen zum Muskelaufbau bei und kräftigen das Bindegewebe.

Gurken verbessern die Eiweißverwertung und stärken das Bindegewebe.

Kartoffeln kräftigen ebenfalls Muskeln und Bindegewebe.

Knoblauch hilft im Fall von Venenleiden und Krampfadern.

Kopfsalat verbessert die Eiweißverwertung und erhöht die Muskelleistung.

Lauch fördert den Aufbau von neuem Bindegewebe und hilft bei Venenbeschwerden.

Linsen vitalisieren durch einen hohen Anteil von essenziellen Aminosäuren und verjüngen das Bindegewebe.

Mais trägt zur Muskelkräftigung und zum Aufbau des Bindegewebes bei.

Paprika aktiviert den Eiweißstoffwechsel, stärkt das Bindegewebe und hilft bei Venenleiden sowie Krampfadern.

Rote Bete verbessern die Eiweißverwertung, indem sie die Magensäureproduktion anregen. Außerdem stärken sie das Bindegewebe und die Gefäßwände.

Rotkohl unterstützt den Aufbau von neuem Bindegewebe.

Sauerkraut trägt zu einer besseren Eiweißverwertung bei und erhöht die Muskelleistung.

Soja kurbelt den Eiweißstoffwechsel an und baut neues Bindegewebe auf.

Spargel aktiviert den Eiweißstoffwechsel und verjüngt das Bindegewebe.

Tomaten leisten einen wertvollen Beitrag zum Aufbau des Bindegewebes.

Zucchini sorgen für einen höheren Eiweißstatus und steigern dadurch die Leistungsfähigkeit der Muskeln.

Zwiebeln beugen Gefäßkrankheiten vor und lindern Venenbeschwerden.

Außerdem empfehlenswert

Auberginen, Birnen, Curry, Karpfen, Mandeln, Muskat, Quark, Sprossen und Wild sind jetzt nicht nur sehr schmackahfte, sondern auch gesunde Nahrungsergänzungen.

Die Kräuter

Die folgenden Heilkräuter sind u. a. bei Störungen und Erkrankungen in den vom Tierkreiszeichen Schütze beeinflussten Körperregionen und im Organsystem wirksam. Eine besondere Heilkraft für diese Bereiche erlangen sie, wenn man sie auch an Schützetagen anwendet.

Kerbel trägt zur Entschlackung bei.

Schnittlauch senkt den Blutdruck.

Thymian wirkt krampflösend.

Zinnkraut vermindert vor allem die Bildung roter Äderchen.

Zitronenmelisse entspannt die Muskulatur.

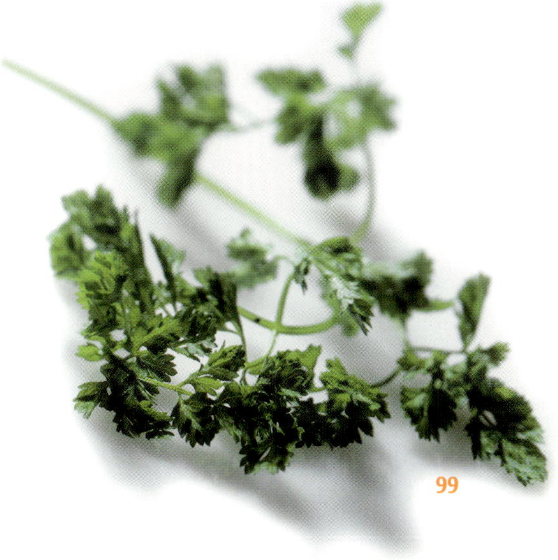

Lauchsuppe mit Muskat

Zur Entschlackung bei Neumond im Schützen

Zutaten für 1 Portion

- 1 Schalotte
- 1 kleine Stange Lauch
- 1 kleine Kartoffel
- 1 TL Olivenöl
- 1/4 l Gemüsebrühe aus Würfel oder Pulver
- 1 EL Pflanzencreme
- 1 TL saure Sahne
- Muskatnuss, frisch gerieben
- Salz, Pfeffer
- 1/2 Bund Schnittlauch

Zubereitungszeit: 45 Minuten.

1. Die Schalotte abziehen und würfeln. Den Lauch putzen, die grünen Blätter entfernen und den Rest in Streifen schneiden. Die Kartoffel schälen und würfeln.

2. Das Olivenöl in einem Topf erhitzen, die Schalottenwürfel darin andünsten, den Lauch und die Kartoffelwürfel hinzufügen, heiß werden lassen, mit der Gemüsebrühe ablöschen.

3. Die Pflanzencreme und die saure Sahne hinzufügen. Mit Muskat, wenig Salz und Pfeffer abschmecken.

4. Den Schnittlauch waschen, mit der Schere klein schneiden und zuletzt über die Suppe geben.

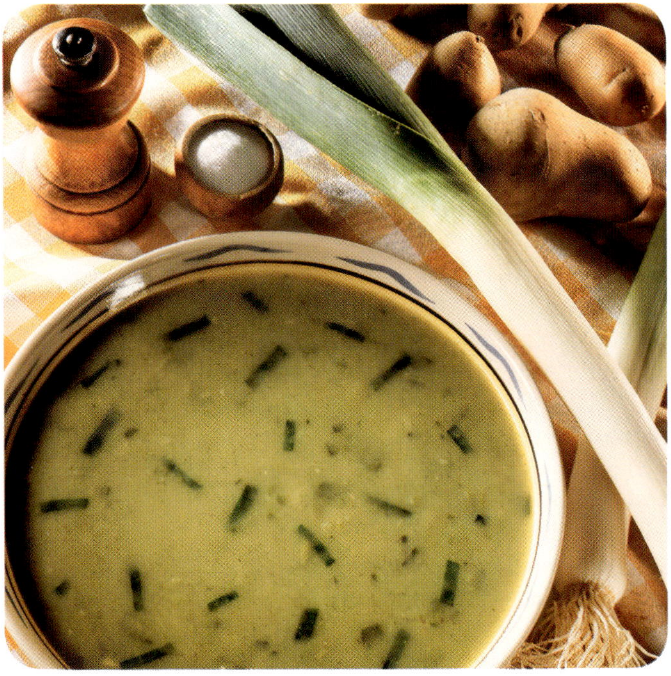

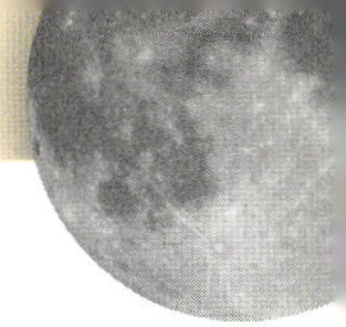

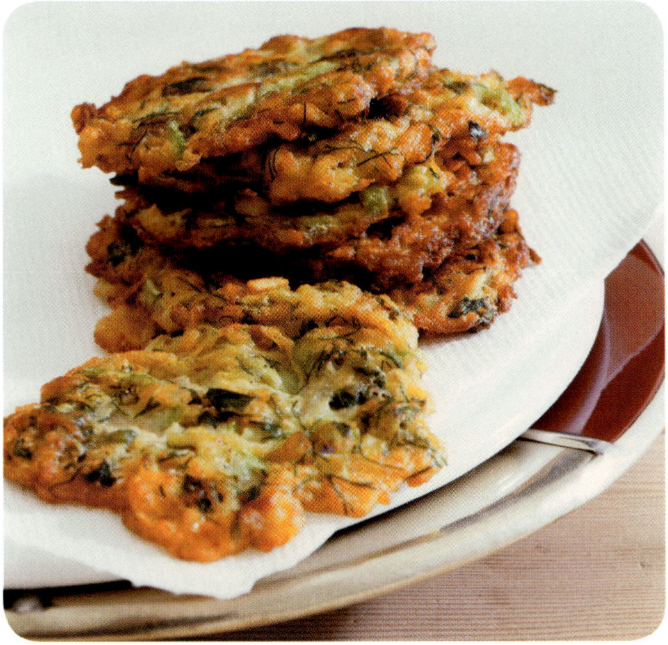

Zucchini-Buchweizen-Puffer

Bei zunehmendem Mond im Schützen

1. Den Schnittlauch waschen, trockenschwenken und fein schneiden. Die Zwiebel abziehen und würfeln. Den Zucchino putzen und grob raspeln.

2. Zwiebelwürfel, Zucchinoraspel und Buchweizenmehl mit dem Senf und dem Ei gründlich vermengen, mit Salz und Pfeffer würzen und 10 Minuten ruhen lassen. Dann den Schnittlauch unterrühren.

3. In einer großen Pfanne die Butter erhitzen. Jeweils 1 Esslöffel Zucchino-Buchweizen-Masse in das Fett geben und glatt streichen. Die Puffer von beiden Seiten jeweils etwa 5 Minuten braten, bis sie goldbraun sind.

Dazu passen Endiviensalat und Kräuterquark.

Zutaten für 1 Person

1 Bund Schnittlauch

1 kleine Zwiebel

1 kleiner Zucchino (150–200 g)

50 g Buchweizenmehl

1 TL Honigsenf

1 Ei

Salz, Pfeffer

2 TL Butter

Zubereitungszeit: 40 Minuten.

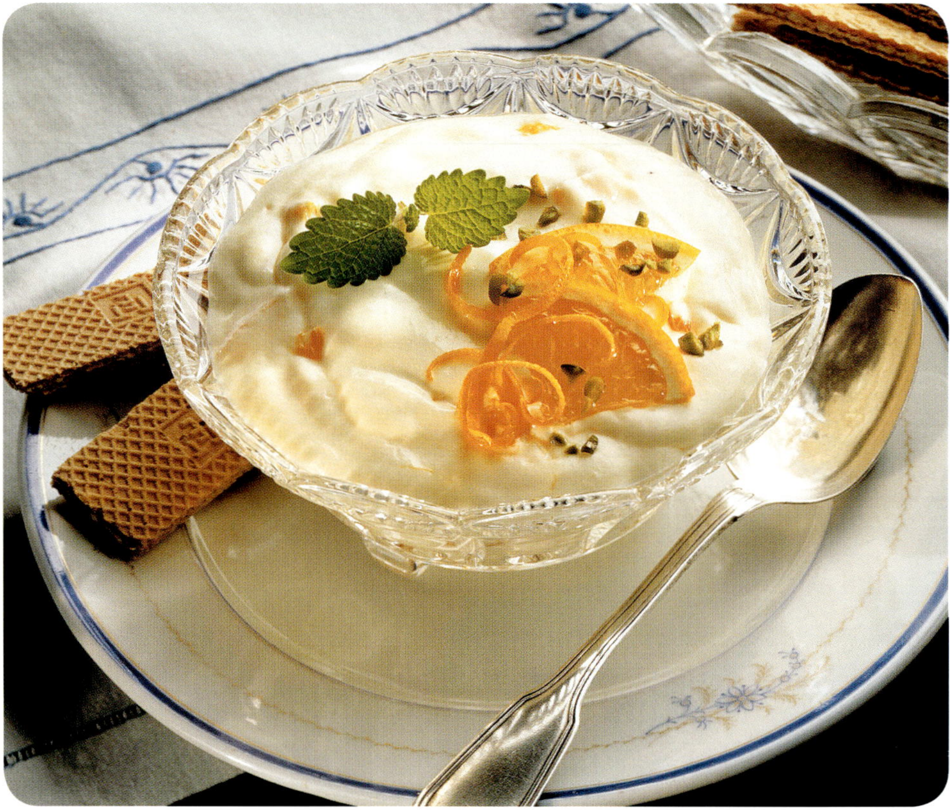

Orangen-Joghurt-Creme mit Mandeln

Zur Entschlackung bei Vollmond im Schützen

Zutaten für 1 Person

1 Orange, unbehandelt

125 g Magerjoghurt

2 TL Ahornsirup

2–3 Mandeln

Zubereitungszeit: 15 Minuten.

1. Die Orange waschen, gut trocknen und die Schale abreiben. Die Orange schälen, alles Weiße entfernen, das Fruchtfleisch in Scheiben und diese in Stücke schneiden. Den dabei austretenden Saft auffangen.

2. Den Joghurt mit dem Ahornsirup, der Orangenschale und den -stückchen verrühren.

3. Mit den grob gehackten Mandeln garnieren und anrichten.

Rehmedaillons mit Johannisbeersauce

Bei abnehmendem Mond im Schützen

1. Die Rehmedaillons abspülen, trockentupfen, mit dem Senf einreiben, mit Salz und Pfeffer bestreuen.

2. Das Öl in einer Pfanne erhitzen, die Medaillons darin von beiden Seiten insgesamt etwa 6 bis 8 Minuten je nach Geschmack medium oder durch braten. Den Backofen auf 50 °C vorheizen. Das Fleisch aus der Pfanne nehmen und in Alufolie gewickelt im Backofen warm halten.

3. Den Bratenfond mit dem Rotwein ablöschen, den Majoran, das Johannisbeergelee, die saure Sahne und den Weinbrand unterrühren. Die Medaillons aus der Folie nehmen, den ausgetretenen Fleischsaft in die Sauce geben, alles verrühren, abschmecken und die Medaillons wieder in die Sauce legen. Noch einmal ganz kurz erhitzen. Anrichten.

Dazu passen Kartoffeln, Bandnudeln oder geschmorte Zucchini.

Zutaten für 1 Person

2 Rehmedaillons zu je etwa 80 g

1 TL scharfer Senf

Salz, Pfeffer

2 TL Olivenöl

50 ml Rotwein

1 Prise Majoran

1 EL Johannisbeergelee

1 EL saure Sahne

1 TL Weinbrand

Zubereitungszeit: 45 Minuten.

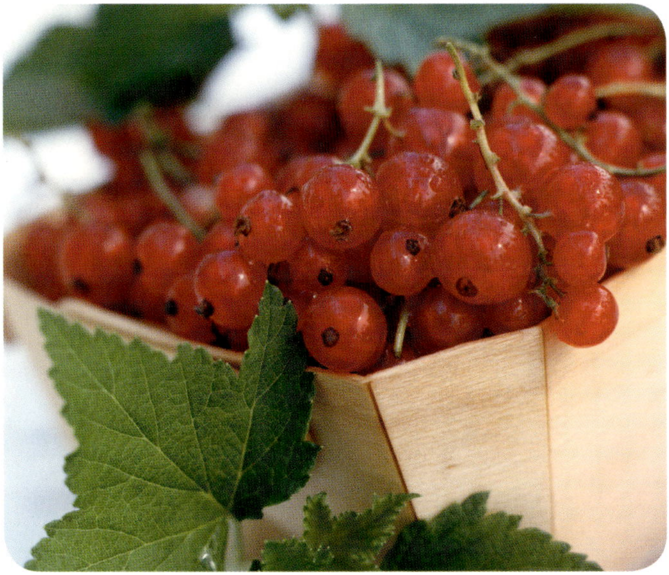

Körper und Ernährung an Steinbocktagen

Dem Erdzeichen Steinbock werden das Knochengerüst, die Gelenke (besonders die Knie) sowie die Haut zugeordnet. Als Organsystem wird der Blutkreislauf durch das Tierkreiszeichen Steinbock beeinflusst.
Die Haut, das Skelett und besonders die Knie verdienen an den Steinbocktagen unsere volle Aufmerksamkeit. Alles, was man jetzt für diese Körperregionen unternimmt, um zu heilen oder zu pflegen, wirkt besonders wohltuend; alles, was ihnen schadet, kann besonders ungünstig sein. Vermeiden sollte man deshalb nach Möglichkeit vor allem eine Überlastung der Fuß- und Kniegelenke durch langes Gehen und Stehen.
An Steinbocktagen stärken die Mondimpulse die Salzqualität. Kochsalz, das in den Speisen enthalten ist, wird jetzt vom Organismus besonders gut aufgenommen und verwertet. Kochsalz ist wichtig für den Stoffwechsel, vor allem auch für die Bluternährung. Wer jedoch salzarm essen muss – beispielsweise bei Bluthochdruck –, sollte an Steinbocktagen äußerst vorsichtig sein, da erfahrungsgemäß schon geringe Salzmengen eine unerwünschte Wirkung hervorrufen können.
Die grundsätzlichen Nahrungsfavoriten an diesen Tagen sind Wurzelgemüse und Pilze.

Obst, Gemüse und anderes

An den Tagen, wenn der Mond über das Tierkreiszeichen Steinbock auf die jeweiligen Körperregionen bzw. den Blutkreislauf wirkt, sollte man möglichst folgende Obst- und Gemüsesorten essen. Diese schwächen die jetzigen Risiken ab bzw. unterstützen die Linderung bereits vorhandener Probleme.

Die Obstauswahl

Ananas lässt Altersflecken schwinden.
Äpfel senken Blutdruck, Cholesterin- und Blutfettwerte.
Aprikosen kräftigen Haut, Schleimhäute, Haare und Nägel.
Bananen wirken vorbeugend oder heilend in Sachen hoher Blutdruck.
Birnen fördern wesentlich die Blutbildung.
Datteln tragen ebenfalls zur Blutbildung bei.
Erdbeeren kräftigen Knochen, Haare und Haut. Außerdem wirken sie blutbildend und blutdrucksenkend.
Himbeeren tragen dazu bei, dass das Haar mehr Glanz und Fülle bekommt und die Haut viel geschmeidiger wird.
Johannisbeeren unterstützen die Blutbildung und schützen die Schleimhäute.
Kirschen tragen zur Schönheit der Haut bei und lindern Gicht sowie rheumatische Gelenkerkrankungen.
Kiwis unterstützen das Knochenwachstum.
Mangos tragen zu einer schönen Farbe von Haut und Haaren bei.
Melonen tun auch Haut und Haar gut.
Pfirsiche stärken Blutgefäße und Kreislauf.
Stachelbeeren tragen zur Bildung schöner Haut und zu einem gesunden Haarwuchs bei.
Wacholderbeeren beugen Arteriosklerose und Faltenbildung vor.
Weintrauben sind reich an Folsäure, was die Blutbildung unterstützt.
Zitronen kräftigen Haare sowie Nägel und stimulieren den Kalziumstoffwechsel für den Knochenaufbau.

Die Gemüseauswahl

Auberginen liefern einen maßgeblichen Beitrag zu reiner Haut.

Blumenkohl aktiviert die Blutbildung und wirkt blutdrucksenkend.

Brokkoli hat eine blutbildende Wirkung.

Buchweizen ist durchblutungsfördernd und beugt Arthritis vor.

Feldsalat fördert die Blutbildung.

Gurken tragen zur Verschönerung von Haut und Haaren bei.

Karotten sorgen für reine Haut und lassen Haare sowie Nägel gesund wachsen.

Kartoffeln sind wichtig für den Aufbau von Knochensubstanz und tragen zur Stärkung des Kreislaufs bei.

Knoblauch verbessert die Durchblutung, senkt den Blutdruck und beugt Arteriosklerose vor.

Kohlrabi stärkt Haut und Haare.

Lauch fördert die Durchblutung.

Mais trägt ebenso zur Schönheit von Haut und Haaren bei.

Mangold wirkt blutbildend und festigt die Knochen.

Radieschen liefern auch wichtige Nährstoffe für die Blutbildung.

Rote Bete festigen die Haut, kräftigen die Knochen und tragen zur Schönheit von Nägeln und Haaren bei. Außerdem stimulieren sie die Produktion von roten Blutkörperchen.

Sellerie liefert wichtige Nährstoffe für eine gesunde Haut.

Spargel regt die Blutbildung an und wirkt verjüngend auf Haut sowie Haare.

Spinat aktiviert die Knochenbildung und fördert gesunde Nägel, Haare und Haut.

Zwiebeln stimulieren die Blutbildung, beugen Arteriosklerose vor, helfen bei Durchblutungsstörungen und senken den Blutdruck.

Außerdem empfehlenswert

Erdnüsse, Hackfleisch, Kapern, Kohlrüben, Kresse, Lachs, Meerrettich und Rindfleisch sind an Steinbocktagen die gesündesten Nahrungsergänzungen.

Die Kräuter

Die folgenden Heilkräuter sind u. a. bei Störungen und Erkrankungen in den vom Tierkreiszeichen Steinbock beeinflussten Körperregionen und im Organsystem wirksam. Eine besondere Heilkraft für diese Bereiche erlangen sie, wenn man sie auch an Steinbocktagen anwendet.

Arnika ist gut gegen fettige Haut.

Brennnessel hilft effektiv bei verschiedenen Hauterkrankungen.

Estragon lindert Gelenkprobleme.

Knoblauch beugt Gicht vor.

Löffelkraut hilft ebenfalls bei Gicht.

Ringelblume wird vor allem gegen Hautirritationen eingesetzt.

Rosmarin fördert die Hautdurchblutung.

Wacholder lindert Rheuma.

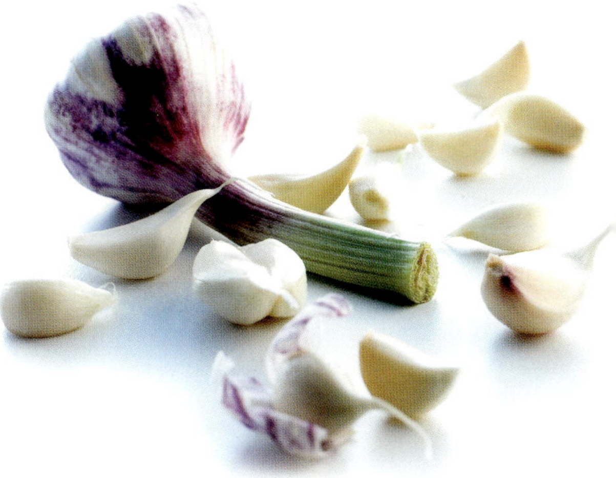

Rosmarinkartoffeln

Zur Entschlackung bei Neumond im Steinbock

Zutaten für 1 Person

6–8 kleine Kartoffeln, fest kochend (insgesamt etwa 250–300 g)

2 Knoblauchzehen

Öl für das Backblech

Salz, Pfeffer

2 Stängel Rosmarin

1–2 TL Olivenöl

Zubereitungszeit: 1 Stunde.

1. Den Backofen auf 180 °C vorheizen. Die Kartoffeln sehr gründlich waschen und sauber bürsten. Halbieren. Die Knoblauchzehen abziehen und ebenfalls halbieren.

2. Ein Backblech mit etwas Öl einpinseln. Die Kartoffelhälften roh und mit der Schnittfläche nach oben auf das Blech legen, kräftig salzen und pfeffern. Die Rosmarinnadeln von den Stängeln zupfen und über die Kartoffeln streuen, die Knoblauchhälften dazwischen legen. Die Kartoffeln mit dem Öl beträufeln. Auf der mittleren Schiene im Backofen in etwa 30 bis 40 Minuten garen – sie sollten zuletzt schön knusprig braun und innen weich sein.

Dazu passen Hähnchenbrustschnitzel und Kohlrabisalat.

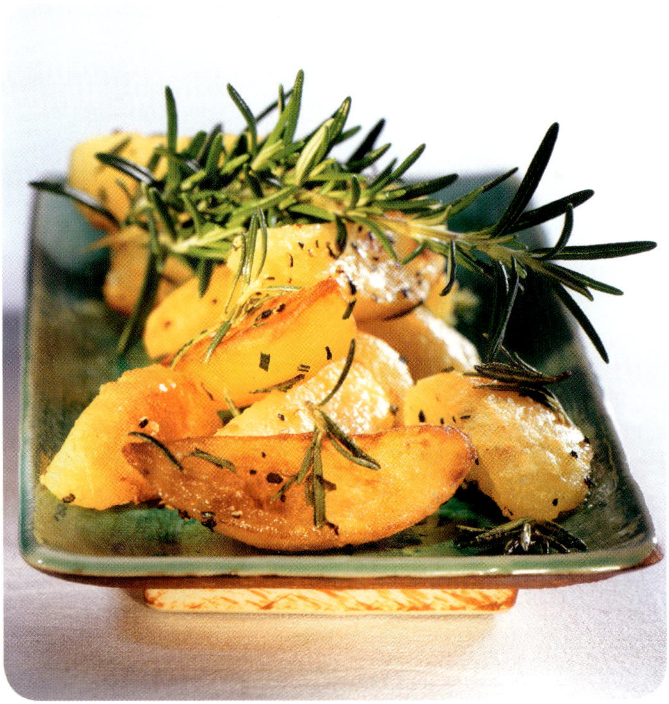

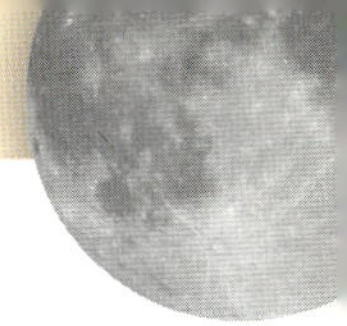

Mit Pilzen überbackene Auberginen

Bei zunehmendem Mond im Steinbock

1. Die Aubergine waschen, den Stilansatz entfernen, die Aubergine halbieren und das Fruchtfleisch mit einem Löffel herauskratzen. Einen Rand stehen lassen.

2. Die Zwiebel und den Knoblauch abziehen und fein würfeln. Die Tomate in kochendem Wasser kurz blanchieren, abziehen, vierteln, den Stielansatz entfernen und das Fruchtfleisch in Stückchen schneiden. Die Austernpilze und die Champignons putzen, eventuell halbieren und in Streifen bzw. Scheiben schneiden. Die Petersilie waschen, trockenschleudern und fein hacken. Den Backofen auf 180 °C vorheizen.

3. In einer Pfanne das Öl erhitzen, die Zwiebel- und Knoblauchwürfel darin andünsten. Die Tomatenstücke, das Auberginenmark, die Petersilie sowie die Pilze dazugeben, mit den Kräutern der Provence, Salz und Pfeffer würzen und kurz ziehen lassen.

4. Eine Auflaufform einfetten. Die Pilzmasse in die Auberginenhälften füllen und diese in die Form setzen. Auf der mittleren Schiene im Backofen etwa 45 Minuten backen, bis die Oberfläche schön gebräunt ist.

Dazu passen Kalbsschnitzel und Reis.

Zutaten für 1 Person

1 mittelgroße Aubergine

1 kleine Gemüsezwiebel

1 Knoblauchzehe

1 Tomate

100 g Austernpilze

50 g Champignons

1/2 Bund Petersilie

1 EL Olivenöl

1/2 TL Kräuter der Provence

Salz, Pfeffer

Fett für die Form

Zubereitungszeit:
1 Stunde 15 Minuten.

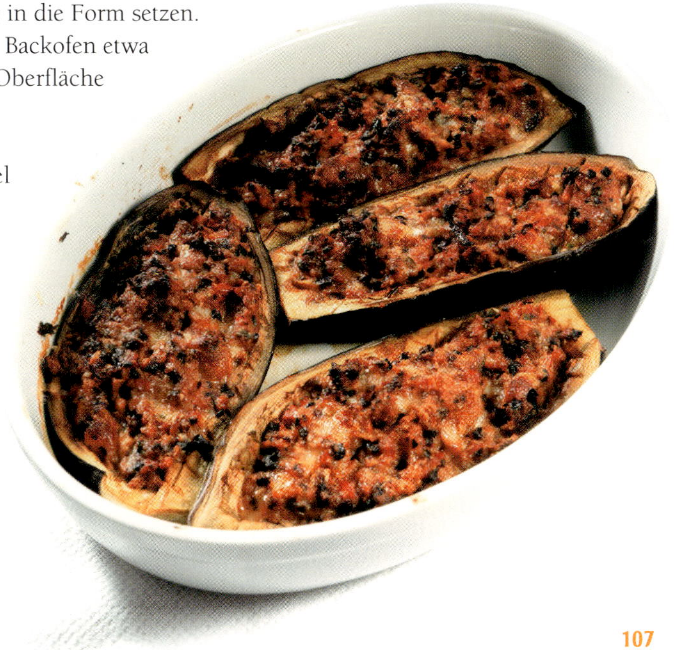

Kohlrabi-Radieschen-Carpaccio

Zur Entschlackung bei Vollmond im Steinbock

Zutaten für 1 Person

1 kleiner Kohlrabi

1/2 Bund Radieschen

1–2 TL Zitronensaft

Salz, Pfeffer

1 EL Olivenöl

1 Prise Zucker

1/2 Kästchen Kresse

1 TL Pinienkerne

30 g Pecorino

Zubereitungszeit: 40 Minuten.

1. Den Kohlrabi schälen und mit einem Gemüsehobel in dünne Scheiben schneiden. Die Radieschen putzen, die Enden wegschneiden und die Radieschen ebenfalls in dünne Scheibchen schneiden. Kohlrabi- und Radieschenscheiben auf einem großen flachen Teller fächerförmig und abwechselnd auslegen.

2. Aus dem Zitronensaft, Salz, Pfeffer, dem Olivenöl und der Prise Zucker eine Sauce rühren, abschmecken. Die Kresse abspülen, abschneiden und über die Gemüsescheiben streuen. Die Sauce gleichmäßig über dem Gemüse verteilen.

3. Die Pinienkerne in einer trockenen Pfanne so lange erhitzen, bis sie anfangen zu duften. Den Pecorino in Scheibchen hobeln. Beides gleichmäßig über das Carpaccio streuen.

Dazu passt Vollkorntoast oder Vollkornknäckebrot.

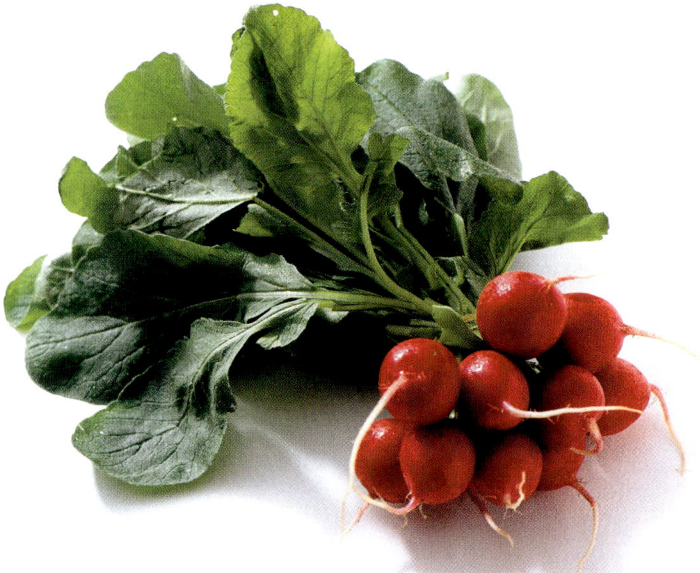

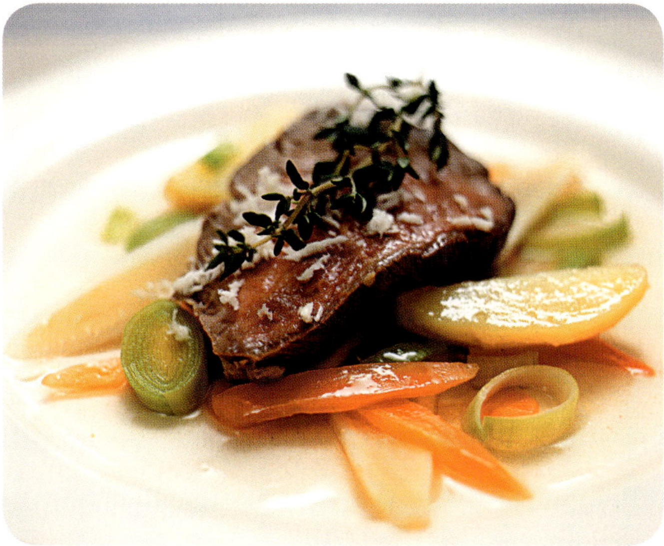

Rinderfilet mit Selleriegemüse

Bei abnehmendem Mond im Steinbock

1. Das Rinderfilet waschen und trockentupfen. Das Butterschmalz in einer Pfanne erhitzen, das Fleisch darin von beiden Seiten anbraten, kräftig salzen und pfeffern. Den Madeira oder Sherry dazugießen, kurz köcheln lassen. Zur Seite stellen.

2. Die Schalotte und die Knoblauchzehe abziehen. Die Schalotte in größere Stücke schneiden, den Knoblauch würfeln. Den Sellerie und die Möhre putzen, schälen und in feine Streifen schneiden.

3. Das Olivenöl in einer Pfanne erhitzen, die Schalotte und den Knoblauch darin andünsten, Sellerie- und Möhrenstreifen mit dem Thymian dazugeben, alles mit Salz und Pfeffer abschmecken, die Brühe angießen und alles etwa 5 Minuten kochen lassen. Das Fleisch dazugeben, kurz heiß werden lassen und anrichten.

Dazu passen Kartoffeln. Aber auch frisch gebackenes Brot ist hierzu ein besonderer Genuss.

Zutaten für 1 Person

125 g Rinderfilet

2 TL Butterschmalz

Salz, Pfeffer

1 EL Madeira oder Sherry

1 Schalotte

1 Knoblauchzehe

1 Stück Sellerieknolle (etwa 100 g)

1 kleine Möhre

1 EL Olivenöl

1/2 TL Thymian

50 ml Fleischbrühe aus Würfel oder Pulver

Zubereitungszeit: 45 Minuten.

Körper und Ernährung an Wassermanntagen

Dem Luftzeichen Wassermann werden die Unterschenkel, Knöchel und Venen zugeordnet. Als Organsystem werden die inneren Drüsen durch das Tierkreiszeichen Wassermann in besonderer Weise beeinflusst.

Unterschenkel, Knöchel und die Venen wollen an Wassermanntagen besonders beachtet werden. Alles, was man jetzt für diese Körperregion unternimmt, um zu heilen oder zu pflegen, wirkt besonders wohltuend; alles, was ihr schadet, kann besonders ungünstig sein. Bei Venenentzündungen oder Krampfadern ist man an Wassermanntagen besonders empfindlich und sollte auf langes Gehen oder Stehen möglichst verzichten. Da hilft es dann erfahrungsgemäß, öfter mal die Beine hochzulegen oder kalte Unterschenkelgüsse vorzunehmen.

An Wassermanntagen beeinflusst der Mond die Qualität von Fetten und Ölen in der Nahrung. Diese lebenswichtigen Nährstoffe werden während des jetzigen Mondstands besonders gut aufgenommen und vom Organismus optimal verwertet. Es kann also durchaus passieren, dass man an diesen Tagen großen Appetit auf Fettiges hat und dass einem solche Speisen auch wirklich sehr gut bekommen. Wer aber fettarm essen muss (beispielsweise wegen seines Cholesterinspiegels), sollte gerade jetzt auf fettreiche Kost verzichten. An Wassermanntagen hat man außerdem meist Lust auf exotische und extravagante Genüsse.

Die grundsätzlichen Nahrungsfavoriten an Tagen, wenn der Mond im Wassermann steht, sind Blütenpflanzen, wie Artischocken und Brokkoli, sowie Avocados.

Obst, Gemüse und anderes

An den Tagen, wenn der Mond über das Tierkreiszeichen Wassermann auf die jeweiligen Körperregionen bzw. die Drüsen wirkt, sollte man möglichst folgende Obst- und Gemüsesorten essen. Diese schwächen die jetzigen Risiken ab bzw. unterstützen die Linderung bereits vorhandener Probleme. Zudem unterstützen einige auch die Fettverwertung.

Die Obstauswahl

Äpfel kräftigen die Venen.

Avocados bestehen zu 10 bis 15 Prozent aus sehr hochwertigen Fettsäuren.

Brombeeren können bei Krampfadern sowie Venenleiden helfen und regen auch die Drüsentätigkeit an.

Grapefruits helfen bei Krampfadern und Venenleiden.

Hagebutten wirken ebenfalls bei Krampfadern und Venenleiden.

Kiwis festigen die Venen.

Orangen aktivieren die Drüsen.

Pfirsiche stärken die Venen.

Stachelbeeren kräftigen ebenfalls die Venen.

Wacholderbeeren binden Fette im Darm.

Zitronen setzen Fett frei und unterstützen Schlankheitskuren.

Die Gemüseauswahl

Artischocken wirken effektiv gegen Gewebeschwellungen.

Blumenkohl liefert einen wichtigen Beitrag für den Bau des körpereigenen Kortisons zur Hemmung von Entzündungen.

Brokkoli stärkt die Muskelarbeit.

Buchweizen hilft bei Venenleiden, Besenreisern und Krampfadern.

Kartoffeln regen die Hormonproduktion an.
Knoblauch hilft im Fall von Venenleiden und Krampfadern.
Lauch ist ein sehr gutes Mittel gegen Venenbeschwerden.
Linsen fördern die Hormonproduktion.
Oliven schützen vor allem alle Drüsen, die Hormone produzieren.
Paprika hilft wirkungsvoll bei Venenleiden sowie Krampfadern.
Rhabarber bindet Fettstoffe.
Sauerkraut reguliert den Fettstoffwechsel.
Spargel aktiviert den Fettstoffwechsel.
Zwiebeln beugen Gefäßkrankheiten vor und lindern Venenbeschwerden.

Außerdem empfehlenswert

Aal, Ahornsirup, Ente, Kochschinken, Kokosmilch, Lachs, Mandeln und Olivenöl sind die Nahrungsmittel, die das für Wassermanntage empfohlene Obst und Gemüse am sinnvollsten ergänzen.

Die Kräuter

Die folgenden Heilkräuter sind u. a. bei Störungen und Erkrankungen in den vom Tierkreiszeichen Wassermann beeinflussten Körperregionen und im Organsystem wirksam. Eine besondere Heilkraft für diese Bereiche erlangen sie, wenn man sie auch an Wassermanntagen anwendet.
Majoran wirkt krampflösend.
Safran lindert Krämpfe.
Taubnessel (weiße) leistet einen wichtigen Beitrag zur Blutreinigung.
Zinnkraut vermindert erfolgreich die Bildung roter Äderchen.

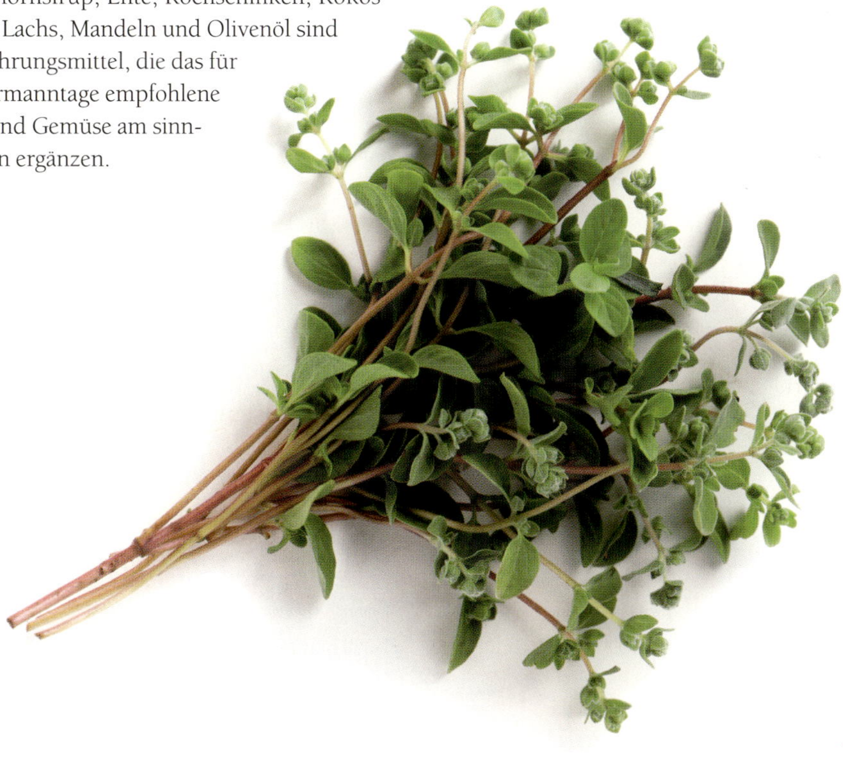

Artischocken mit Mandeln

Zur Entschlackung bei Neumond im Wassermann

Zutaten für 1 Person

1 große Artischocke
Salz
Zitronensaft
1 Salatherz
6–10 Oliven, entsteint
30 g Mandelblättchen
2 TL Aceto balsamico
Pfeffer
1 EL Olivenöl

Zubereitungszeit: 1 Stunde.

1. Die Artischocke waschen, den Stil herausbrechen und die »Stacheln« am besten mit einer scharfen Schere entfernen. Den Boden und die unteren harten Blätter mit einem Sägemesser abschneiden. In reichlich Salzwasser mit etwas Zitronensaft etwa 30 bis 45 Minuten je nach Größe garen.

2. Das Salatherz waschen, trockentupfen, die Blätter zerkleinern. Die Oliven klein schneiden. Die Mandelblättchen in einer trockenen Pfanne rösten, bis sie zu duften anfangen.

3. Aus dem Essig, Salz, Pfeffer und dem Olivenöl eine Salatsauce rühren. Die Artischocke abgießen, die äußeren Blätter und das »Heu« entfernen. Den Artischockenboden in dünne Scheiben schneiden.

4. Alle Salatzutaten auf einem Teller verteilen, die Salatsauce darüber träufeln und alles mit den Oliven und den Mandelblättchen garnieren.

Lachsfilet mit Avocadosauce

Bei zunehmendem Mond im Wassermann

Zutaten für 1 Person

1 kleine, weiche Avocado
3 TL Zitronensaft
Salz, Pfeffer
2 EL Pflanzencreme
125 g Lachsfilet
2 EL Olivenöl

Zubereitungszeit: 40 Minuten.

1. Die Avocado halbieren, zerdrücken, mit 2 Teelöffeln Zitronensaft, Salz und Pfeffer würzen und die Pflanzencreme unterrühren. Kurz pürieren.

2. Das Lachsfilet waschen, trockentupfen, salzen und mit dem restlichen Zitronensaft beträufeln. Das Olivenöl in einer Pfanne erhitzen, das Lachsfilet von beiden Seiten anbraten und etwa 5 Minuten weiterbraten, bis es durch ist.

3. Den Lachs auf einem Teller anrichten und die Avocadosauce darüber gießen.

Dazu passen Kartoffelwürfel oder Reis.

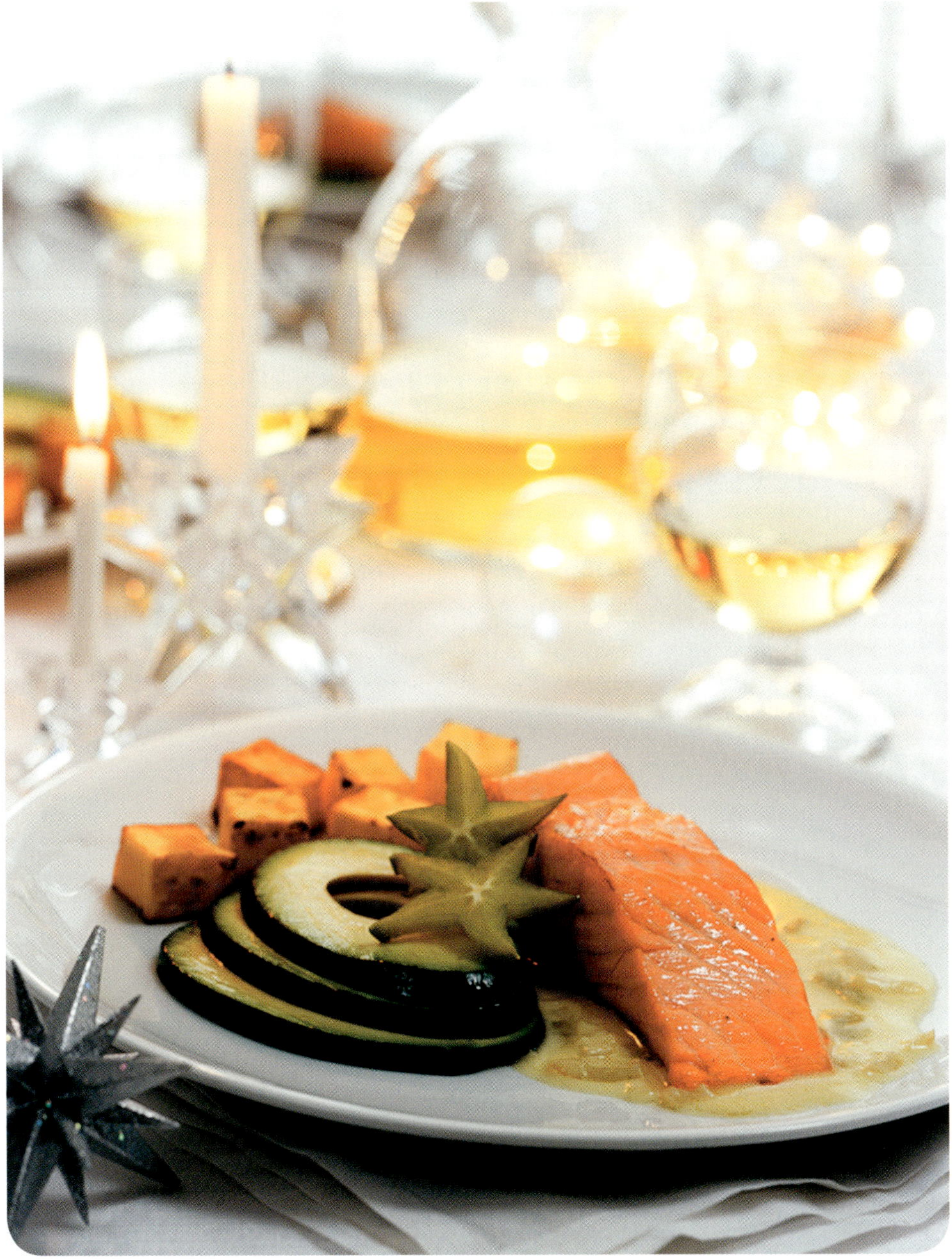

Quarkcreme mit Kokosmilch

Zur Entschlackung bei Vollmond im Wassermann

Zutaten für 1 Person

- 125 g cremiger Magerquark (0,2 %)
- 2 TL Ahornsirup
- 1 Kiwi
- 4 EL Kokosmilch
- 1 TL Kokosraspel
- 2 TL Mandelblättchen

Zubereitungszeit: 10 Minuten.

1. Den Quark mit dem Ahornsirup verrühren.

2. Die Kiwi schälen und in Stücke schneiden. Unter den Quark rühren, die Kokosmilch und die Kokosraspel hinzufügen und alles gut vermischen.

3. Die Mandelblättchen in einer trockenen Pfanne so lange erhitzen, bis sie leicht braun sind und zu duften beginnen. Die Quarkcreme mit den Mandelblättchen bestreuen.

Tipp: Die Flüssigkeit im Inneren einer Kokosnuss ist keine Milch, sondern das so genannte Kokoswasser. Kokosmilch wird aus dem ausgedrückten Fruchtfleisch der Kokosnuss gewonnen, was relativ aufwändig ist. Ersparen Sie sich die Arbeit und kaufen Sie Kokosmilch besser in der Dose.

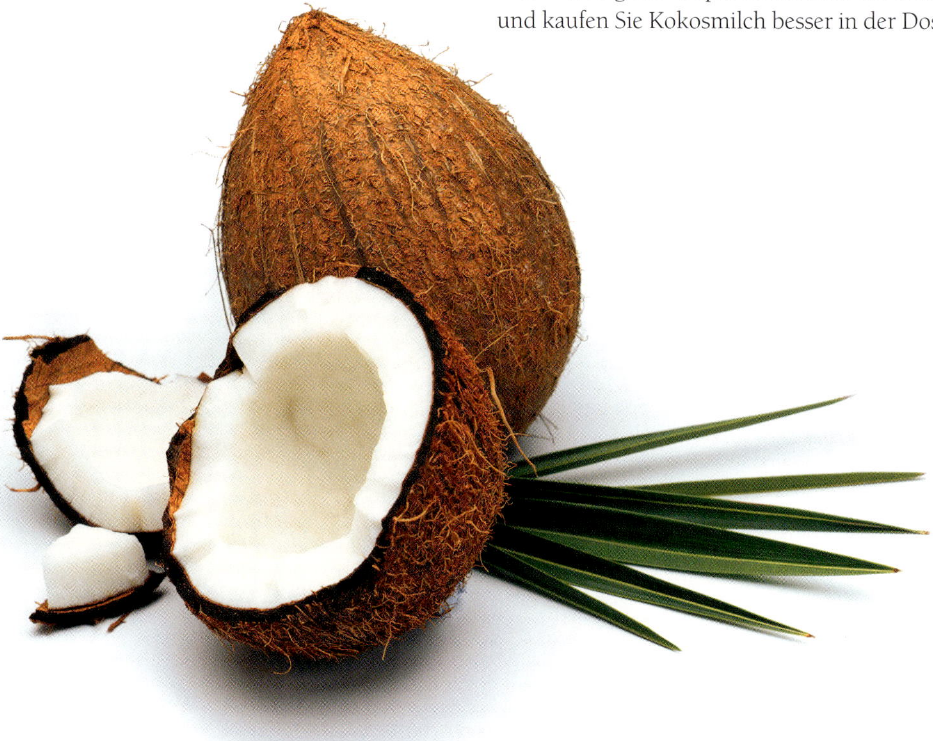

Spargel mit Buttersauce

Bei abnehmendem Mond im Wassermann

1. Den Spargel waschen und sorgfältig schälen, die holzigen Enden wegschneiden.

2. Reichlich Wasser mit Salz, dem Zucker und 1 Teelöffel Butter zum Kochen bringen, den Spargel einlegen und etwa 15 Minuten garen, bis er bissfest ist.

3. Währenddessen die Zitrone auspressen. In einem Topf im Wasserbad das Eigelb mit Salz und 2 bis 3 Teelöffeln Zitronensaft mit einem Schneebesen cremig rühren.

4. In einem weiteren Topf die Butter zerlassen und langsam in die Eimasse rühren. Den restlichen Zitronensaft hinzufügen und so lange rühren, bis die Masse dicklich wird. Abschmecken.

5. Den Spargel aus dem Wasser heben, abtropfen lassen. Die Sauce über den Spargel geben und mit dem Schinken anrichten.

Dazu passen Salz- oder Petersilienkartoffeln.

Zutaten für 1 Person

500 g Spargel

Salz

1 TL Zucker

1 TL Butter

1 Zitrone

1 Eigelb

30 g Butter

100 g gekochter Schinken in Scheiben

Zubereitungszeit: 45 Minuten.

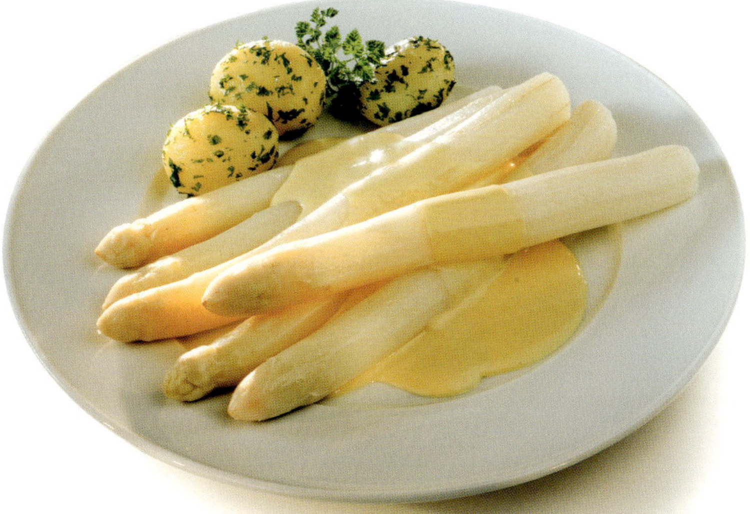

Körper und Ernährung an Fischetagen

Dem Wasserzeichen Fische werden die Füße und die Zehen zugeordnet. Als Organsystem werden die Nerven durch das Tierkreiszeichen Fische in besonderer Weise beeinflusst.

An Fischetagen sollten die Füße unsere besondere Aufmerksamkeit haben. Alles, was man jetzt für diese Körperregion tut, um zu heilen oder zu pflegen, wirkt besonders wohltuend; alles, was ihr schadet, kann besonders ungünstig sein. Nach einem anstrengenden Tag sollte man sich deshalb ruhig ein ausgiebiges Fußbad gönnen.

An Fischetagen beeinflusst die Mondkraft die Qualität der Kohlenhydrate. Diese werden jetzt vom Organismus sehr gut aufgenommen und verwertet. Kohlenhydrate erhöhen die körperliche Leistungskraft und gelten auch als Nervennahrung. Wer jedoch beispielsweise übergewichtig ist, sollte jetzt Zurückhaltung üben und vor allem minderwertige Kohlenhydrate meiden.

Ein interessantes, aber leider nicht erklärbares Phänomen ist die Tatsache, dass an Fischetagen nicht nur viele Medikamente, sondern vor allem auch Genussmittel (z. B. Alkohol, Tabak, Kaffee) bedeutend stärker wirken als sonst. Deshalb ist zu diesen Zeiten auch die Suchtgefährdung erhöht. Das haben unzählige Erfahrungen immer wieder bestätigt. Wer jetzt auf gesunde Ernährung Wert legt, sollte diese Gegebenheit unbedingt berücksichtigen!

Die grundsätzlichen Nahrungsfavoriten an den Tagen, wenn der Mond im Tierkreiszeichen Fische steht, sind Blattgemüse, Salate und Blattkräuter.

Obst, Gemüse und anderes

An den Tagen, wenn der Mond über das Tierkreiszeichen Fische auf die jeweiligen Körperregionen bzw. die Nerven wirkt, sollte man möglichst folgende Obst- und Gemüsesorten essen. Diese schwächen die jetzigen Risiken ab bzw. unterstützen die Linderung bereits vorhandener Probleme. Zudem unterstützen einige auch den Kohlenhydratstoffwechsel.

Die Obstauswahl

Aprikosen bieten überdurchschnittlich viel Niazin, was die Nerven stärkt und die Stimmung verbessert.

Bananen beruhigen die Nerven.

Brombeeren bekämpfen Nervosität und können wirkungsvoll bei Krampfadern sowie Venenleiden helfen.

Feigen stärken das Nervenkostüm und verbessern die Stimmung.

Grapefruits helfen bei Krampfadern und Venenleiden.

Hagebutten wirken ebenfalls bei Krampfadern und Venenleiden.

Heidelbeeren beruhigen die Nerven.

Johannisbeeren sind ebenfalls ein gutes Beruhigungsmittel.

Kirschen lindern Gicht.

Mangos beruhigen die Nerven.

Pfirsiche stärken die Venen, machen stressresistent, helfen gegen Gereiztheit und Angst.

Pflaumen erhöhen die Widerstandskraft gegen Stress und lindern nervöse Unruhe. Außerdem optimieren sie den Kohlenhydratstoffwechsel.

Stachelbeeren kräftigen die Venen.

Weintrauben begünstigen den Kohlenhydratstoffwechsel und lindern Nervosität sowie Depressionen.

Die Gemüseauswahl

Brokkoli kurbelt den Kohlenhydratstoffwechsel an und hilft gegen Reizbarkeit.
Buchweizen hilft bei Krampfadern.
Feldsalat fördert die Stressresistenz.
Fenchel wirkt beruhigend und sorgt für bedeutend bessere Nerven.
Knoblauch hilft im Fall von Venenleiden und Krampfadern.
Kohlrabi trägt dazu bei, Stress besser zu meistern, und verbessert die Stimmung.
Lauch hilft bei Venenbeschwerden.
Mais ist ein gutes Kräftigungsmittel für die Nerven und macht dadurch widerstandsfähiger gegen Stress.
Mangold stärkt die Nerven und vertreibt somit die Nervosität.
Paprika hilft wirkungsvoll bei Venenleiden sowie Krampfadern.
Sellerie kurbelt den Kohlenhydratstoffwechsel an und kräftigt die Nerven.
Soja hilft bei Antriebslosigkeit, Nervosität und Angstgefühlen.
Spargel aktiviert den Kohlenhydratstoffwechsel und stärkt die Nerven.
Spinat stimuliert ebenso den Kohlenhydratstoffwechsel und trägt zu einer besseren Stimmung bei.
Weißkohl ist in seiner Wirkung mit Spargel oder Spinat vergleichbar.
Zwiebeln beugen Gefäßkrankheiten vor und lindern Venenbeschwerden.

Außerdem empfehlenswert

Algen, Austernpilze, Champignons, Fisch, Gemüsesäfte, grüner Tee, Hirse und Thymian sind Nahrungsmittel, die vor allem zu Blattgemüsen und Salaten optimal passen sowie leckere und gesunde Gerichte garantieren.

Die Kräuter

Die folgenden Heilkräuter sind u. a. bei Störungen und Erkrankungen in den vom Tierkreiszeichen Fische beeinflussten Körperregionen und im Organsystem wirksam. Eine besondere Heilkraft für diese Bereiche erlangen sie, wenn man sie auch an Fischetagen anwendet.
Borretsch stärkt die Nerven.
Melisse hellt Depressionen auf und verbessert nachhaltig die Stimmung.
Sauerampfer reinigt das Blut.
Rosmarin wirkt erfahrungsgemäß sehr gut gegen nervöse Erschöpfung.
Waldmeister ist beruhigend.

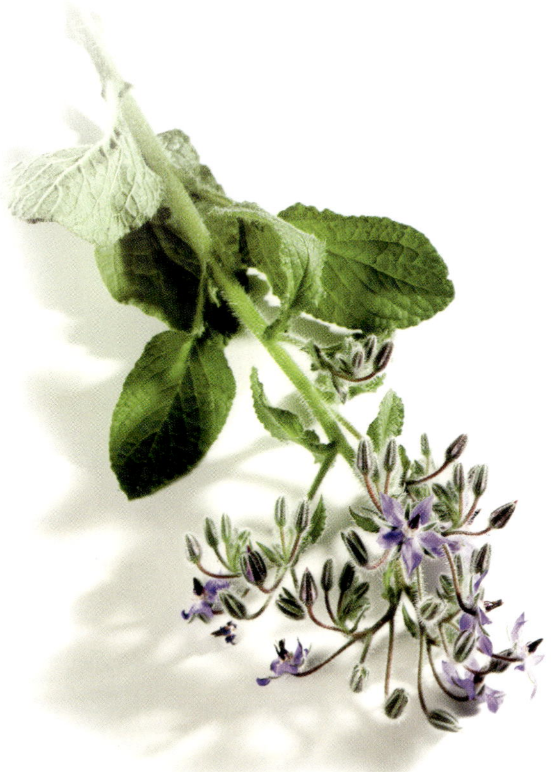

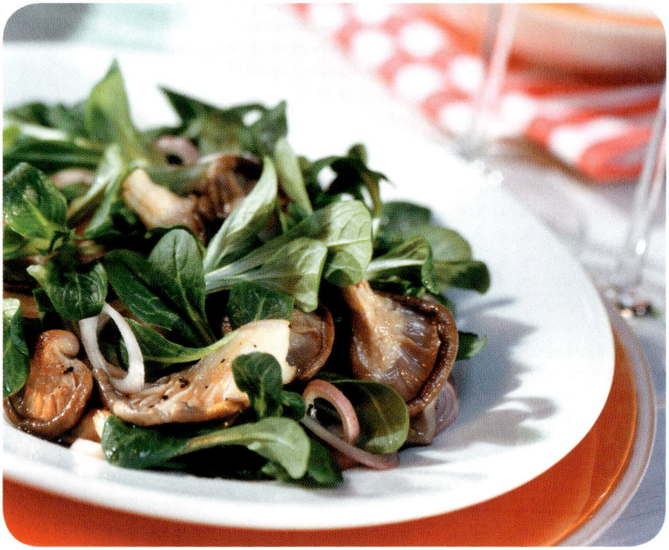

Salat mit Austernpilzen

Zur Entschlackung bei Neumond in den Fischen

Zutaten für 1 Person

150 g Austernpilze
1 Schalotte
1 Knoblauchzehe
2 EL Öl
Salz, Pfeffer
2 TL Sojasauce
4 TL Aceto balsamico
50 g Feldsalat
1 kleiner Radicchio
1 kleine Staude Chicorée
1/2 TL Senf

Zubereitungszeit: 30 Minuten.

1. Die Austernpilze putzen, harte Stiele entfernen und das Pilzfleisch in Streifen schneiden. Die Schalotte und die Knoblauchzehe abziehen und würfeln.

2. 1 Esslöffel Öl in einer Pfanne erhitzen, die Schalotte und den Knoblauch darin andünsten, die Austernpilze hinzufügen und braun braten. Kräftig salzen und pfeffern. Zuletzt mit der Sojasauce gut verrühren und schließlich alles mit 2 Teelöffeln Aceto balsamico ablöschen.

3. Alle Salate waschen und putzen, harte Außenblätter entfernen, große Blätter zerteilen, den Chicorée in Streifen schneiden.

4. Aus dem restlichen Aceto balsamico, Salz, Pfeffer, dem Senf und dem restlichen Öl eine Sauce rühren, mit den Salatzutaten vermengen und diese auf einem großen Teller anrichten. Die Austernpilze darüber verteilen.

Hirse mit Tomatensauce

Bei zunehmendem Mond in den Fischen

1. Die Hirse in 150 Milliliter Salzwasser in etwa 15 Minuten garkochen.

2. In der Zwischenzeit die Zwiebel und die Knoblauchzehe abziehen und würfeln. Das Öl in einer Pfanne erhitzen und die Zwiebel mit dem Knoblauch darin andünsten.

3. Das Tomatenmark, den Thymian und den Essig unterrühren. Die Sauce mit Salz und Pfeffer abschmecken.

4. Die Hirse abgießen. Auf einem Teller anrichten, die Sauce darüber gießen und mit dem Pecorino bestreuen.

Dazu passen eigentlich alle Blattsalate, ganz besonders aber Feldsalat oder Radicchio.

Zutaten für 1 Person

75 g Hirse
Salz
1 kleine Zwiebel
1 Knoblauchzehe
1 EL Olivenöl
1 kleine Dose Tomatenmark
1/2 TL Thymian
1–2 TL Weißweinessig
Pfeffer
1 EL gehobelter Pecorino

Zubereitungszeit:
40 Minuten.

Info »Hirse« ist ein Sammelbegriff für glutenfreies Getreide. In ihr enthalten sind die Vitamine A, B1, B2 und C, zudem Kalzium, Kalium, Magnesium, Kieselsäure, Natrium, Fluor und Eisen. Hirse ist besonders eiweißreich und neben Hafer das Getreide mit dem höchsten ernährungsphysiologischen Wert. Bedeutend ist auch, dass die Nährstoffe im ganzen Korn und nicht nur in den äußeren Schichten enthalten sind.

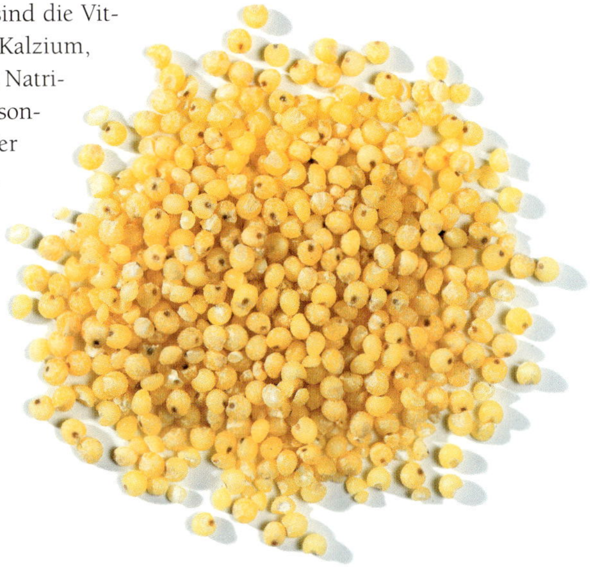

Mangold mit Rosinen

Zur Entschlackung bei Vollmond in den Fischen

Zutaten für 1 Person

20 g Rosinen
2 EL Apfelsaft
1 kleine Tomate
1 Schalotte
1 Knoblauchzehe
2 EL Olivenöl
250 g Mangold
Salz, Pfeffer
1 EL Pinienkerne
2 Scheiben Vollkorntoast

Zubereitungszeit: 30 Minuten.

1. Die Rosinen in dem Apfelsaft einweichen. Die Tomate kurz in kochendes Wasser tauchen, abziehen, zerkleinern und dabei den Stielansatz entfernen. Die Schalotte und die Knoblauchzehe abziehen und würfeln.

2. In einer Pfanne 1 Esslöffel Olivenöl erhitzen, die Schalotte und die Knoblauchzehe darin andünsten und die Tomate hinzufügen. Einkochen lassen, dabei immer wieder umrühren.

3. Den Mangold putzen, die Stiele abtrennen. Die Blätter zerkleinern, in kochendem Salzwasser kurz blanchieren und zusammenfallen lassen. Abgießen, ausdrücken und zu der Tomatensauce geben, mit Salz und Pfeffer würzen, die Rosinen und die Pinienkerne hinzufügen. Alles etwa 5 Minuten schmoren lassen.

4. Das Brot toasten. Auf einen Teller legen und das Mangoldgemüse darauf anrichten.

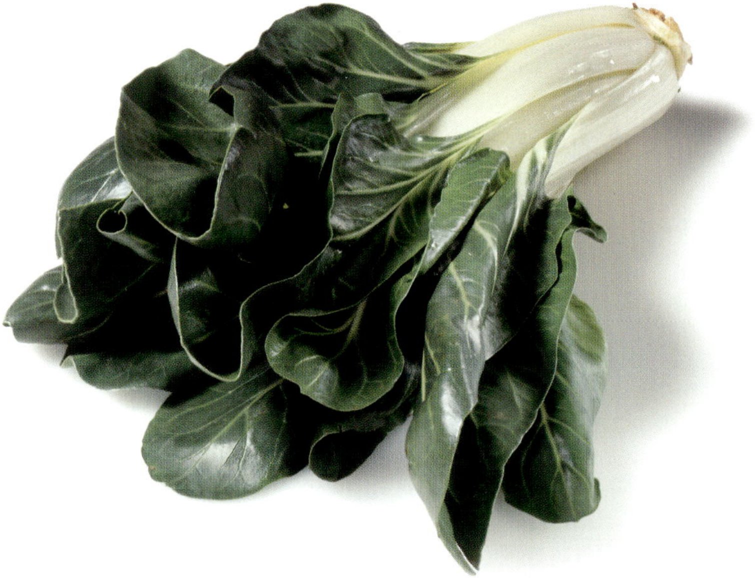

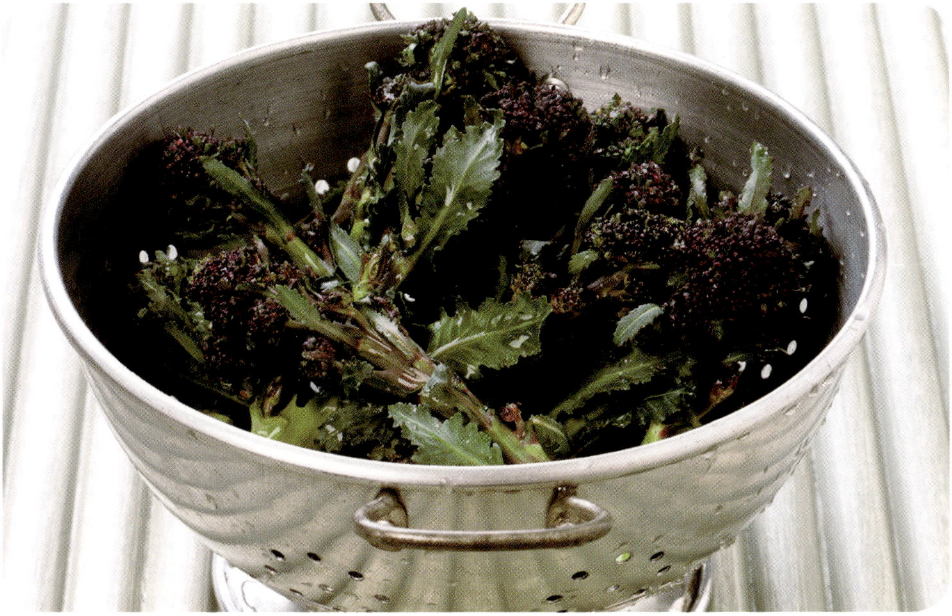

Thunfischauflauf mit Brokkoli

Bei abnehmendem Mond in den Fischen

1. Den Brokkoli putzen und in Röschen teilen. Die Kartoffeln schälen und in etwa 20 Minuten garen.

2. Eine Auflaufform mit etwas von der Butter ausstreichen. Den Backofen auf 175 °C vorheizen. Die Kartoffeln abgießen und in Scheiben schneiden. Den Thunfisch in einem Sieb abtropfen lassen und zerpflücken.

3. Den Brokkoli, die Kartoffelscheiben und den Thunfisch abwechselnd in die Auflaufform schichten. Zwischendurch salzen, pfeffern und die Kräuter einstreuen. Zuletzt die Pflanzencreme über dem Auflauf verteilen und den Gouda darüber streuen. Die restliche Butter in Flöckchen auf dem Auflauf verteilen. Im Backofen auf der mittleren Schiene etwa 15 Minuten überbacken, bis die Oberfläche leicht gebräunt ist.

Zutaten für 1 Person

100 g Brokkoli

2 kleine Kartoffeln (etwa 100–150 g)

2 TL Butter

1 kleine Dose Thunfisch naturell

Salz, Pfeffer

1/2 TL Kräuter der Provence

1/2 Becher Pflanzencreme

50 g Gouda, gerieben

Zubereitungszeit: 50 Minuten.

Frühstücksideen für alle Tage

Erdbeeren mit Frischkäse

Zutaten für 1 Person

150 g Erdbeeren

100 g körniger Frischkäse

1 Stück Ingwer (1 cm)

1 TL Zitronensaft

1 TL Ahornsirup

1. Die Erdbeeren putzen und halbieren, unter den Frischkäse heben.

2. Den Ingwer schälen und ganz fein würfeln. Dann zum Frischkäse geben.

3. Zuletzt mit dem Zitronensaft und dem Ahornsirup abschmecken.

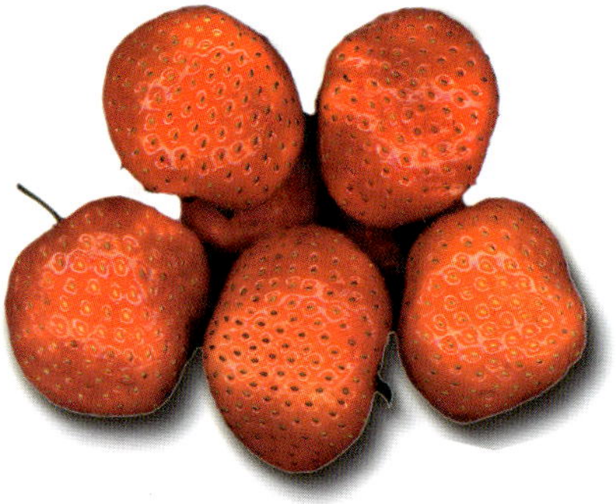

Kressequark mit Radieschen

Zutaten für 1 Person

1/2 Bund Schnittlauch

1/2 Schale Kresse

1/2 Bund Radieschen

125 g cremiger Quark (1 %)

Salz, Pfeffer

2 Scheiben Vollkornknäckebrot

1 TL Butter

1. Den Schnittlauch waschen und in Röllchen schneiden. Die Kresse abschneiden. Die Radieschen putzen und in feine Scheibchen oder Würfel schneiden.

2. Den Quark mit Salz und Pfeffer würzen, dann Schnittlauch, Kresse und Radieschen hinzufügen.

3. Das Knäckebrot mit Butter bestreichen und mit dem Quark essen.

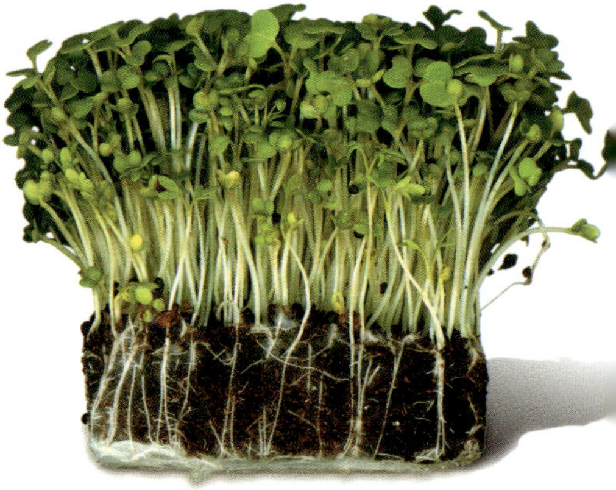

Müsli mit Apfeldicksaft

Zutaten für 1 Person

125 g fettarmer Joghurt (1 %)

2 EL Orangensaft

125 g Vollkornmüsli

15 g Weizenkleie

1 EL Leinsamen

1 Orange

1/2 Banane

2 EL Apfeldicksaft

1. Zunächst den Joghurt mit dem Orangensaft verrühren.

2. Dann das Müsli mit der Weizenkleie sowie dem Leinsamen vermischen und zum Joghurt geben.

3. Die Orange schälen, zerteilen und in Stücke schneiden. Die halbe Banane in Scheiben schneiden. Alles zum Joghurt geben und zuletzt noch den Apfeldicksaft gründlich unterrühren.

Tipp: Die restliche Hälfte der halbierten Banane mit Klarsichtfolie abdecken und kühl aufbewahren – aber nicht im Kühlschrank!

Vollkornbrot mit Kräuterquark

Zutaten für 1 Person

1/2 Bund Schnittlauch

1/2 Bund Petersilie

1/2 Bund Dill

125 g Quark (20 %)

Salz, Pfeffer

1 TL Zitronensaft

2 Scheiben Roggenvollkornbrot

1. Alle Kräuter waschen, trockenschleudern und fein hacken.

2. Mit dem Quark vermengen, mit Salz, Pfeffer und dem Zitronensaft abschmecken.

3. Das Brot schließlich dick mit dem Kräuterquark bestreichen.

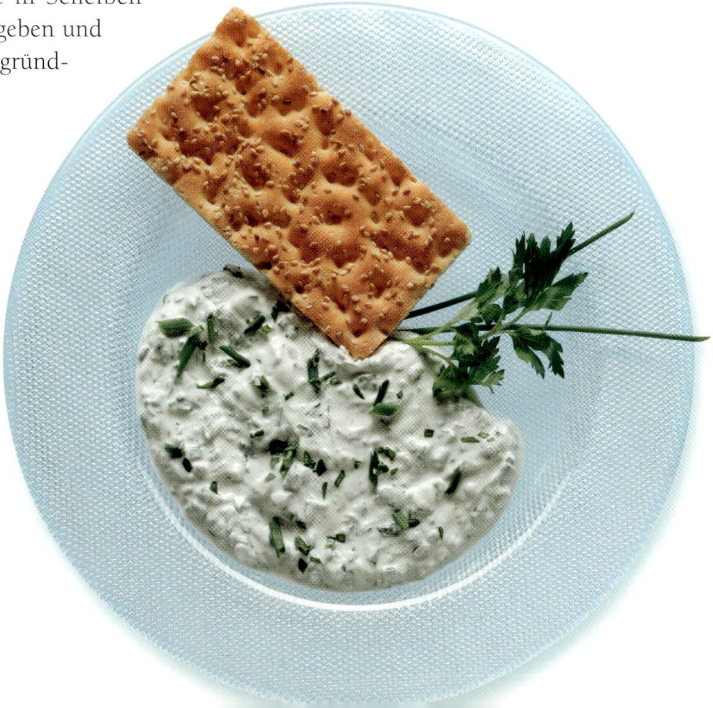

Special: Abnehmen mit dem Mond

Wer ein paar lästige Pfunde loswerden oder sogar regelrechtes Übergewicht reduzieren möchte, hat für dieses Vorhaben im Mond einen zuverlässigen »Partner« gefunden. Die Ernährung für einen Mondzyklus oder vielleicht auch länger auf den Rhythmus der Mondphasen einzustellen, kann erfahrungsgemäß sehr viel bringen.

Vorab sei aber auf eines noch deutlich hingewiesen: Wem es nicht nur um ein, zwei Kilogramm geht, sondern wer richtig viel abnehmen will oder muss, sollte sich vor einer geplanten Abspeckkur im Mondrhythmus auch mit seinem Arzt besprechen!

Und noch ein Tipp: Legen Sie für solch eine Kur eine Art Mondtagebuch an, in dem Sie die Details Ihrer Ernährung mit Datum, Mondphasen und Tierkreiszeichen sowie die Entwicklung Ihres Gewichts und Ihrer Befindlichkeit dokumentieren. Dann haben Sie ein zuverlässiges Protokoll, um den Erfolg Ihres Handelns (und der Mondregeln) zu überprüfen, und eine aufschlussreiche Ausgangsbasis für eventuell nachfolgende Diäten.

Viel Obst, Gemüse und Flüssigkeit

Grundsätzlich ist es von Vorteil, wenn man bei dieser Kur die im Kapitel »Ernährung nach dem Mond« gemachten Nahrungsempfehlungen berücksichtigt. Die Obst- und Gemüsesorten, die erfahrungsgemäß besonders effektiv zu einer Gewichtsreduzierung beitragen, sind auf einen Blick: Ananas, Bananen, Birnen, Feigen, Grapefruits, Heidelbeeren, Kirschen, Orangen, Weintrauben, Zitronen, Artischocken, Blumenkohl, Bohnen, Chicorée, Fenchel, Gurken, Knoblauch, Kohlrabi, Oliven, Rhabarber, Rosenkohl, Rotkohl, Sellerie, Soja, Spargel, Spinat, Weißkohl, Zucchini.

Ein unerlässlicher Beitrag zum Erfolg dieser Kur ist übrigens auch die ausreichende Aufnahme von Flüssigkeit – vor allem Mineralwasser und Kräutertee sowie gegebenenfalls Obstsäfte.

In sieben Schritten zur schlanken Linie

Die Astronomen teilen den Mondzyklus in sechs Abschnitte ein: den Neumond, das erste und zweite Viertel, den Vollmond sowie das dritte und vierte Viertel. Eine Kur zum Abnehmen startet man am besten im zweiten Viertel.

1. Schritt

Im zweiten Viertel des Mondzyklus, etwa drei Tage vor Vollmond, beginnt man mit der Kur. Zu diesem Zeitpunkt ist der körperliche Kraftaufbau, der sich während des zunehmenden Mondes vollzieht, fast abgeschlossen. Jetzt hat man in aller Regel nochmals etwas zugenommen und fühlt sich stark sowie fit genug, um die Nahrungsaufnahme auf etwa die Hälfte der üblichen Rationen zu reduzieren. Man sollte jetzt täglich aber unbedingt mindestens zwei Liter trinken.

2. Schritt

Bei Vollmond herrscht der Zeitpunkt der größten Aufnahmefähigkeit. Einerseits werden Nährstoffe, die das Immunsystem aufbauen, nun optimal verarbeitet. Andererseits schlagen aber auch Fette und Kohlenhydrate so an wie sonst kaum. Daher sollte man jetzt nach Möglichkeit fasten, d. h. nur Mineralwasser oder Kräutertee trinken. Das fördert nämlich eine Entschlackung, die bei Vollmond sehr intensiv sein kann. Wer aber etwas Nahrhafteres braucht, kann einen reinen Obst- oder Safttag einlegen bzw. ein leichtes Gericht wählen, das ebenfalls die Entschlackung unterstützt (siehe beispielsweise das Rezept auf Seite 25). Am Vollmondtag selbst sollten nicht weniger als 2,5 Liter getrunken werden.

3. Schritt

Im dritten Viertel, etwa sieben Tage von Vollmond bis zum abnehmenden Halbmond, sollte man die kurz vor Vollmond begonnene Nahrungsreduzierung weiterhin fortsetzen. Das fällt jetzt auch zunehmend leichter, da das Hungergefühl immer mehr schwindet. Der Körper ist nämlich noch gut genährt, was bedingt, dass die Nährstoffe auch nicht mehr so nachhaltig deponiert werden wie z. B. bei zunehmendem Mond. Außerdem regt der

Endlich geschafft – schlank, gesund und munter! Mit dem Mond fällt auch das Abnehmen leichter.

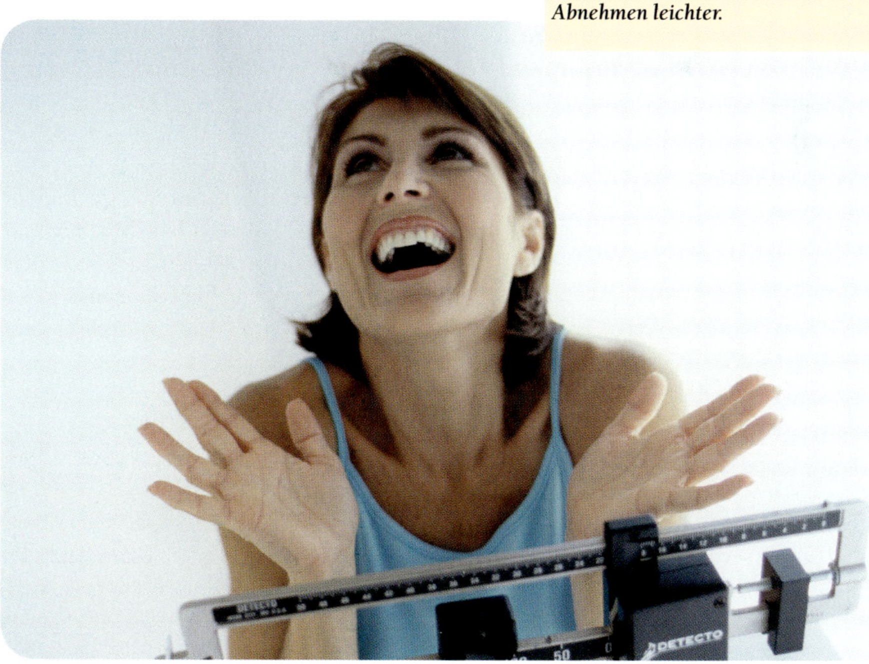

abnehmende Mond den Körper jetzt dazu an, Kalorien zu verbrauchen sowie Schlacken und Gifte auszuscheiden. Man sollte nun täglich mindestens 2,5 Liter trinken. Die Gewichtsreduzierung nimmt dann ihren Lauf.

4. Schritt

Im vierten Viertel fällt es immer leichter, weniger zu essen bzw. etwa drei Tage vor Neumond den Entschlackungsprozess intensiv zu unterstützen und auf Obst oder gar Obstsäfte umzusteigen. Man sollte jetzt aber umso mehr trinken, je weniger man isst – insgesamt gute drei Liter täglich.

5. Schritt

Bei Neumond sollten zur Krönung des stattfindenden Entschlackungsprozesses ein Fasttag eingelegt und etwa drei Liter Mineralwasser oder Kräutertee getrunken werden. Wem das schwer fällt, muss zumindest versuchen, einen Obst- oder Safttag abzuhalten.

6. Schritt

Im ersten und zweiten Viertel des neuen Zyklus, also bei zunehmendem Mond, beginnt der Körper wieder mit seinem Kraftaufbau. Das bedeutet, dass er zunehmend Kalorien bunkert und auch Flüssigkeit speichert. Eine Folge davon ist, dass der Appetit nun wieder wächst. Dennoch sollte man während dieser Zeit versuchen, es noch bei der reduzierten Nahrungsaufnahme zu belassen. Daher ist vor allem jetzt zu bedenken: Fett macht nicht satt, sondern letztlich immer hungriger.

Wer also wirklich Schwierigkeiten hat, seinen Appetit zu zügeln, der weicht besser auf zusätzliches Eiweiß aus, was erfahrungsgemäß viel effektiver sättigt. Gute Erfolge bescheren beispielsweise täglich zwei Shakes aus drei Esslöffeln Eiweißpulver und 0,2 Liter stillem Wasser oder Magermilch. Und auch Kohlenhydrate können gut sättigen. Allerdings müssen es schon die wirklich hochwertigen sein. Außerdem ist es besonders in dieser Mondphase wichtig, den medizinischen Ratschlag zu befolgen, dass man nach 18 oder zumindest 19 Uhr nicht mehr essen sollte. Auch das trägt nämlich zu einer besseren Nährstoffverwertung, Verminderung des Appetits und besseren Bilanz auf der Waage bei.

Und denken Sie daran: Wenn sich die Flüssigkeitsaufnahme jetzt langsam wieder auf gut zwei Liter täglich reduziert, ist das ausreichend.

7. Schritt

Bei erneutem Vollmond sollte man möglichst nochmals fasten, sprich: nur Mineralwasser oder Kräutertee trinken. Das fördert wie bereits erwähnt die Entschlackung und bildet den idealen Abschluss dieser Kur. Auch für diesen Tag liegt die empfohlene Flüssigkeitsmenge insgesamt bei gut zwei Litern.

Wer zu diesem Zeitpunkt mit dem Ergebnis noch nicht zufrieden ist, verlängert die Kur auf dem Level der momentanen Nahrungsreduzierung bis zum nächsten Vollmond. Wenn man das beabsichtigte Gewicht erreicht hat, kann man mit der nun beginnenden Phase des abnehmenden Mondes die Portionen langsam steigern.

Das bedeutet allerdings nicht, dass man zu seinen alten Essgewohnheiten wieder zurückkehren, sondern sich bezüglich Auswahl und Menge durchaus an den im Kapitel »Ernährung nach dem Mond« gegebenen Vorschlägen orientieren sollte.

Mondphasen und -stände im Jahresverlauf

Bis der Mond in jeder seiner vier Phasen die gesamten zwölf Tierkreiszeichen durchlaufen hat, ist etwa ein Jahr vergangen. Dabei ergeben sich (abgesehen von seltenen, geringen Abweichungen) folgende Konstellationen:

Mondphasen und -stände im Jahresverlauf Info

Januar	Neumond im Steinbock Vollmond im Krebs	Januar–Juli Januar–Juli	Zunehmender Mond im Krebs Abnehmender Mond im Steinbock
Februar	Neumond im Wassermann Vollmond im Löwen	Februar–August Februar–August	Zunehmender Mond im Löwen Abnehmender Mond im Wassermann
März	Neumond in den Fischen Vollmond in der Jungfrau	März–September März–September	Zunehmender Mond in der Jungfrau Abnehmender Mond in den Fischen
April	Neumond im Widder Vollmond in der Waage	April–Oktober April–Oktober	Zunehmender Mond in der Waage Abnehmender Mond im Widder
Mai	Neumond im Stier Vollmond im Skorpion	Mai–November Mai–November	Zunehmender Mond im Skorpion Abnehmender Mond im Stier
Juni	Neumond in den Zwillingen Vollmond im Schützen	Juni–Dezember Juni–Dezember	Zunehmender Mond im Schützen Abnehmender Mond in den Zwillingen
Juli	Neumond im Krebs Vollmond im Steinbock	Juli–Januar Juli–Januar	Zunehmender Mond im Steinbock Abnehmender Mond im Krebs
August	Neumond im Löwen Vollmond im Wassermann	August–Februar August–Februar	Zunehmender Mond im Wassermann Abnehmender Mond im Löwen
September	Neumond in der Jungfrau Vollmond in den Fischen	September–März September–März	Zunehmender Mond in den Fischen Abnehmender Mond in der Jungfrau
Oktober	Neumond in der Waage Vollmond im Widder	Oktober–April Oktober–April	Zunehmender Mond im Widder Abnehmender Mond in der Waage
November	Neumond im Skorpion Vollmond im Stier	November–Mai November–Mai	Zunehmender Mond im Stier Abnehmender Mond im Skorpion
Dezember	Neumond im Schützen Vollmond in den Zwillingen	Dezember–Juni Dezember–Juni	Zunehmender Mond in den Zwillingen Abnehmender Mond im Schützen

2005	Jan.	Febr.	März	April	Mai	Juni	Juli	August	Sept.	Okt.	Nov.	Dez.
1		07.52		04.49	◐	01.09		13.53			08.30	●
2	17.21	◐	19.31	◐	15.44		21.27		20.57	15.25	●	
3	◐	13.22	◐	07.32		07.21			●	●	14.56	02.43
4			23.13		19.37			02.11				
5	01.01	15.33		09.46		15.37	08.08	●	08.53	01.04	19.18	04.37
6						●	●	14.55				
7	04.45	15.27	00.50	12.29	01.02		20.12		19.11	08.29	22.32	06.45
8		●		●	●	01.47						◐
9	05.12	15.00	01.33	16.51	08.30			03.10		13.45	◐	10.03
10	●		●			13.41	08.58		03.04	◐	01.24	
11	04.08	16.22	03.04	23.56	18.21			13.36	◐	17.06		14.47
12							21.10		07.58		04.23	
13	03.51	21.19	07.06			02.23		20.48 ◐		19.06		21.00
14				10.04	06.18		◐		10.03		08.03	
15	06.28		14.45			14.00 ◐	06.52			20.40		○
16		06.19 ◐		22.18 ◐	18.47 ◐			00.14	10.25		13.11 ○	05.02
17	13.07 ◐		◐			22.25	12.36			23.05 ○		
18		18.14	01.45					00.40	10.44 ○		20.43	15.19
19	23.25			10.28	05.31		14.27	○				
20			14.18			02.46		00.53	12.48	03.45		
21		06.56		20.28	12.50		13.56 ○				07.11	03.40
22	11.43					03.53 ○		00.02	18.08	11.42		
23		18.45	02.11		16.39 ○		13.12				19.43 ◐	16.27 ◐
24		○		03.26 ○		03.37		02.59		22.50		
25	00.22 ○		12.01 ○		18.12		14.24		03.11 ◐	◐		
26		05.00		07.47		04.04		09.44 ◐			07.59	03.05
27	12.25		19.30		19.11		18.55		15.04	11.29		
28		13.22		10.34		06.52 ◐	◐	19.58			17.34	09.45
29	23.14				21.10					23.16		
30			00.58	12.55	◐	12.46	03.03		03.45		23.33	12.36
31								08.15				●

8. April: Ringförmige totale Sonnenfinsternis 21.36 (); 24. April: Halbschatten-Mondfinsternis 10.55 ();
3. Oktober: Ringförmige Sonnenfinsternis 11.32 (); 17. Oktober: Partielle Mondfinsternis 13.03 ()

2006	Jan.	Febr.	März	April	Mai	Juni	Juli	August	Sept.	Okt.	Nov.	Dez.
1	♑ 13.15	♓ 23.47	10.20 ♈	♉	♊ 16.18	♌	♍	♎ 14.09	♐	♑	♓	♈
2	♒	♈	♈	00.50 ♊	♋	♌ 21.18	♍ 18.07	♏ ◐	♐ 14.36	04.25 ♒	♓ 16.47	02.27 ♉
3	♒ 13.45	♈	11.23 ♉	♊	♋	♍	♎ ◐	♏	♑	♒	♈	♉
4	♓	02.32 ♉	♉	07.16 ♋	01.19 ♌	♍ ◐	♎	00.14 ♐	♑ 19.16	06.34 ♓	♈ 17.06	04.06 ♊
5	♓ 15.45	♉ ◐	♉ 15.39	♋ ◐	♌ ◐	10.09 ♎	06.14 ♏	♐	♒	♓	♉ ○	♊ ○
6	♈ ◐	08.33 ♊	♊ ◐	♋ 17.26	♌ 13.21	♎	♏	06.21 ♑	♒ 19.58	06.33 ♈	♉ 17.47	07.02 ♋
7	♈ 20.10	♊	♊ 23.39	♌	♍	♎ 21.42	♏ 15.15	♑	♓ ○	♈ ○	♊	♋
8	♉	♊ 17.34	♋	♌	♍	♏	♐	08.49 ♒	♓ 19.24	06.05 ♉	♊ 20.47	♋ 12.53
9	♉	♋	♋	06.00 ♍	02.11 ♎	♏	♐ 20.26	♒ ○	♈	♉	♋	♌
10	03.00 ♊	♋	10.43 ♌	♍	♎	06.06 ♐	♑	09.11 ♓	♈ 19.31	07.07 ♊	♋	♌ 22.32
11	♊	04.45 ♌	♌	♍ 18.48	♎ 13.26	♐ ○	♑ 22.47 ○	♓	♉	♊	03.35 ♌	♍
12	11.51 ♋	♌	♌ 23.25	♎	♏	11.20 ♑	♒	09.23 ♈	♉ 22.00	11.22 ♋	♌ ◑	♍ ◑
13	♋	♌ 17.14 ○	♍	♎ ○	♏ 21.57 ○	♑	♒	♈	♊	♋	♌ 14.20	11.02 ♎
14	♋ 22.32 ○	♍	♍	06.09 ♏	♐	♑ 14.33	00.01 ♓	11.01 ♉	♊ ◑	♋ 19.39 ◑	♍	♎
15	♌	♍	♍ 12.14 ○	♏	♐	♒	♓	♉	03.55 ♋	♌	♍	♎ 23.44
16	♌	06.10 ♎	♎	♏ 15.21	04.00 ♑	♒ 17.06	01.40 ♈	♉ 15.08 ◑	♋	♌	03.15 ♎	♏
17	10.50 ♍	♎	♎	♐	♑	♓	♈ ◑	♊	♋ 13.16	07.17 ♍	♎	♏
18	♍	♎ 18.12	00.00 ♏	♐ 22.14	08.20 ♒	♓ 19.55 ◑	04.45 ♉	♊ 22.04	♌	♍	♎ 15.48	10.11 ♐
19	♍ 23.50	♏	♏	♑	♒	♈	♉	♋	♌	♍ 20.20	♏	♐
20	♎	♏	09.44 ♐	♑	11.40 ♓ ◑	♈ 23.24	09.39 ♊	♋	01.08 ♍	♎	♏ ●	♐ 17.40 ●
21	♎	03.39 ♐ ◑	♐	02.57 ♒ ◑	♓	♉	♊	07.34 ♌	♍	♎	02.16 ♐	♑
22	11.30 ♏ ◑	♐	♐ 16.37 ◑	♒	♓ 14.25	♉	♊ 16.29	♌	♍ 14.07 ●	08.55 ♏ ●	♐	♑ 22.50
23	♏	09.17 ♑	♑	05.44 ♓	♈	03.50 ♊	♋	♌ 19.09 ●	♎	♏	10.26 ♑	♒
24	♏ 19.39	♑	♑ 20.22	♓	♈ 17.02	♊	♋	♍	♎	♏ 19.54	♑	♒
25	♐	11.16 ♒	♒	07.13 ♈	♉	09.49 ♋ ●	01.26 ♌ ●	♍	02.55 ♏	♐	♑ 16.42	02.44 ♓
26	♐ 23.32	♒	♒ 21.34	♈	♉ 20.20	♋	♌	08.02 ♎	♏	♐	♒	♓
27	♑	10.57 ♓	♓	08.28 ♉ ●	♊ ●	♋ 18.10	♌ 12.37	♎	♏ 14.17	04.48 ♑	♒ 21.22	06.05 ♈ ◐
28	♑	♓ ●	♓ 21.32	♉	♊	♌	♍	♎ 20.57	♐	♑	♓ ◐	♈
29	00.10 ♒ ●		♈ ●	10.59 ♊	01.35 ♋	♌	♍	♏	♐ 23.02	11.18 ♒ ◐	♓	09.09 ♉
30	♒ 23.33		♈ 22.02	♊	♋	05.16 ♍	01.28 ♎	♏	♑ ◐	♒	00.31 ♈	♉
31	♓		♉		09.53 ♌		♎	08.01 ♐ ◐		♒ 15.12		♉ 12.17

15. März: Halbschatten-Mondfinsternis 00.48 (♍); 29. März: Totale Sonnenfinsternis 11.11 (♈);
7. September: Partielle Mondfinsternis 19.51 (♓); 22. September: Ringförmige Sonnenfinsternis 12.40 (♍)

2007	Jan.	Febr.	März	April	Mai	Juni	Juli	August	Sept.	Okt.	Nov.	Dez.
1		06.16		16.44	11.42				06.36		05.49	
2	16.15		22.33			16.10	06.25	21.44		17.58		
3		15.35			23.49				08.31		13.46	07.02
4	22.15			05.37			11.53			23.28		
5			10.26			00.16		00.17	12.09			19.32
6		03.16		17.58	10.22		15.58				00.48	
7	07.19		23.18			06.25		03.02	18.00	08.04		
8		16.11			18.49		18.55				13.19	08.12
9	19.16			04.37		10.27		06.37		18.59		
10			11.38				21.11		02.11			19.52
11		04.02		12.24	00.33	12.30		11.43			02.00	
12	08.09		21.36				23.40		12.32	07.14		
13		12.43		16.40	03.20	13.25		19.04			14.02	06.02
14	19.12									19.59		
15		17.36	03.53	17.48	03.49	14.46	03.44		00.38			14.16
16								05.05			00.31	
17	02.50	19.31	06.31	17.12	03.35	18.26	10.40		13.22	08.04		19.54
18								17.14			08.16	
19	07.17	20.07	06.43	16.52	04.39		20.54			17.53		22.39
20						01.47			00.53		12.25	
21	09.49	21.04	06.16	18.51	08.58			05.45				23.15
22						12.45	09.19		09.19	00.03	13.20	
23	11.53	23.43	07.07		17.27			16.21				23.19
24				00.39			21.31		13.56	02.25	12.30	
25	14.30		10.50			01.28		23.36				
26		04.49		10.25	05.17				15.24	02.08	12.08	00.53
27	18.11		18.05			13.25	07.22					
28		12.31		22.46	18.12			03.35	15.18	01.12	14.24	05.45
29	23.17					23.06	14.15					
30			04.28					05.26	15.35	01.51	20.45	14.38
31					06.08		18.42					

4. März: Totale Mondfinsternis 00.21 ( ); 19. März: Partielle Sonnenfinsternis 03.32 ( );
28. August: Totale Mondfinsternis 11.37 ( ); 11. September: Partielle Sonnenfinsternis 13.31 ( )

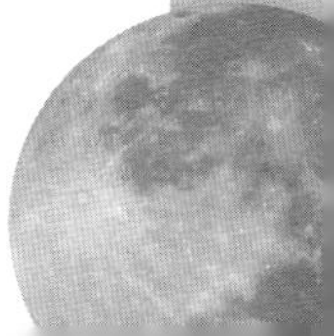

2008	Jan.	Febr.	März	April	Mai	Juni	Juli	August	Sept.	Okt.	Nov.	Dez.
1	♎	♐	♐ 19.34	♒	♓	♉	♊	♌ ●	♍ 12.46	05.27 ♏	♐	♑
2	02.33 ♏	♐	♑	♒ 21.56	11.52 ♈	♉ 23.07	08.54 ♋	♌ 22.00	♎	♏	♐ 12.14	07.46 ♒
3	♏	10.53 ♑	♑	♓	♈	♊ ●	♋ ●	♍	♎ 21.03	♏ 16.15	♑	♒
4	♏ 15.14	♑	05.26 ♒	♓	♈ 12.59	♊ 22.17	09.16 ♌	♍	♏	♐	♑	♒ 19.24
5	♐	♑ 20.11	♒	01.28 ♈	♉ ●	♋	♌	03.29 ♎	♏	♐	01.03 ♒	♓ ◐
6	♐	♒	11.54 ♓	♈ ●	♉ 12.18	♋ 23.01	♌ 12.05	♎	08.12 ♐	04.50 ♑	♒ ◐	♓
7	02.44 ♑	♒ ●	♓ ●	02.21 ♉	♊	♌	♍	♎ 12.27	♐ ◐	♑ ◐	11.44 ♓	03.45 ♈
8	♑ ●	02.47 ♓	♓ 15.24	♉	♊ 12.03	♌	♍ 18.32	♏ ◐	♐ 20.46	♑ 17.04	♓	♈
9	♑ 12.14	♓	♈	02.28 ♊	♋	03.02 ♍	♎	♏	♑	♒	♓ 18.27	07.53 ♉
10	♒	07.18 ♈	♈ 17.15	♊	♋ 14.11	♍ ◐	♎ ◐	00.11 ♐	♑	♒	♈	♉
11	♒ 19.45	♈	♉	03.44 ♋	♌	10.56 ♎	04.36 ♏	♐	08.21 ♒	02.32 ♓	♈ 21.06	08.34 ♊
12	♓	10.35 ♉	♉ 18.55	♋ ◐	♌ 19.49 ◐	♎	♏	♐ 12.43	♒	♓	♉	♊ ○
13	♓	♉	♊	07.30 ♌	♍	♎ 21.54	♏ 16.51	♑	♒ 17.06	08.08 ♈	♉ 21.12 ○	07.41 ♋
14	01.24 ♈	♉ 13.20 ◐	♊ 21.39 ◐	♌	♍	♏	♐	♑ 23.57	♓	♈ ○	♊	♋
15	♈ ◐	♊	♋	♌ 14.08	04.47 ♎	♏	♐	♒	♓ 22.40 ○	10.32 ♉	♊ 20.53	07.24 ♌
16	05.14 ♉	♊ 16.13	♋	♍	♎	10.21 ♐	05.21 ♑	♒ ○	♈	♉	♋	♌
17	♉	♋	02.05 ♌	♍ 23.11	♎ 16.00	♐	♑	08.47 ♓	♈	11.26 ♊	♋ 22.09	09.37 ♍
18	07.31 ♊	♋ 19.52	♌	♎	♏	♐ 22.53 ○	♑ 16.41 ○	♓	01.58 ♉	♊	♌	♍
19	♊	♌	08.26 ♍	♎	♏	♑	♒	♓ 15.11	♉	♊ 12.41	♌ ◑	♍ 15.24 ◑
20	09.06 ♋	♌	♍	10.01 ♏ ○	04.20 ♐ ○	♑	♒	♈	04.18 ♊	♋	02.14 ♍	♎
21	♋	01.07 ♍ ○	♍ 16.46 ○	♏	♐	10.35 ♒	02.09 ♓	♈ 19.39	♊	♋ 15.36 ◑	♍	♎
22	11.21 ♌ ○	♍	♎	♏ 22.08	♐ 16.56	♒	♓	♉	06.50 ♋ ◑	♌	09.21 ♎	00.38 ♏
23	♌	08.46 ♎	♎	♐	♑	♒ 20.33	09.23 ♈	♉ 22.49	♋	♌ 20.41	♎	♏
24	♌ 15.49	♎	03.07 ♏	♐	♑	♓	♈	♊ ◑	10.15 ♌	♍	♎ 18.55	♏ 12.14
25	♍	♎ 19.07	♏	10.48 ♑	04.53 ♒	♓	♈ 14.15 ◑	♊	♌	♍	♏	♐
26	♍ 23.36	♏	♏ 15.12	♑	♒	03.50 ♈ ◑	♉	01.20 ♋	♌ 14.53	03.49 ♎	♏	♐
27	♎	♏	♐	♑ 22.28	♒ 14.40	♈	♉ 16.56	♋	♍	♎	06.15 ♐ ●	00.57 ♑ ●
28	♎	07.23 ♐	♐	♒ ◑	♓ ◑	07.51 ♉	♊	03.52 ♌	♍ 21.07	♎ 12.48	♐	♑
29	10.36 ♏	♐ ◑	03.44 ♑ ◑	♒	♓ 20.54	♉	♊ 18.13	♌	♎ ●	♏ ●	♐ 18.49	♑ 13.44
30	♏ ◑		♑	07.12 ♓	♈	09.04 ♊	♋	07.19 ♍ ●	♎	♏ 23.42	♑	♒
31	♏ 23.09		♑ 14.35		♈ 23.20		♋ 19.23	♍		♐		♒

7. Februar: Ringförmige Sonnenfinsternis 04.55 (♒); 21. Februar: Totale Mondfinsternis 04.26 (♍);
1. August: Totale Sonnenfinsternis 11.21 (♌); 16. August: Partielle Mondfinsternis 22.10 (♒)

2009	Jan.	Febr.	März	April	Mai	Juni	Juli	August	Sept.	Okt.	Nov.	Dez.
1	01.28 ♓	♈ 23.10	04.34 ♉	♊ 17.31	01.57 ♌ ◐	♍ 16.18	05.20 ♏	♐	04.44 ♒	00.27 ♓	♈	♉ 15.24
2	♓	♉	♉	♋ ◐	♌	♎	♏	09.09 ♑	♒	♓	01.46 ♉ ○	♊ ○
3	10.51 ♈	♉ ◐	09.00 ♊	♋ 20.34	05.38 ♍	♎ 23.45	♏ 15.12	♑	♒ 16.59	10.22 ♈	♉	♊ 17.02
4	♈ ◐	03.16 ♊	♊ ◐	♌	♍	♏	♐	♑ 22.09	♓ ○	♈ ○	05.54 ♊	♋
5	♈ 16.47	♊	♊ 12.08	♌	10.52 ♎	♏	♐	♒	♓	♈ 17.34	♊	♋ 18.08
6	♉	05.07 ♋	♋	00.02 ♍	♎	09.25 ♐	03.09 ♑	♒ ○	03.15 ♈	♉	08.44 ♋	♌
7	♉ 19.13	♋	♋ 14.25	♍	♎ 17.49	♐ ○	♑ ○	10.35 ♓	♈	♉ 22.48	♋	♌ 20.07
8	♊	05.44 ♌	♌	04.23 ♎	♏	♐ 21.01	♑ 16.04	♓	11.19 ♉	♊	11.24 ♌	♍
9	♊ 19.15	♌ ○	♌ 16.35	♎ ○	♏ ○	♑	♒	♓ 21.24	♉	♊	♌ ◑	♍ 23.48 ◑
10	♋	06.39 ♍	♍	10.24 ♏	02.50 ♐	♑	♒	♈	♉ 17.18	02.49 ♋	♌ 14.31	♎
11	♋ 18.42 ○	♍	♍ 19.47 ○	♏	♐	09.54 ♒	04.45 ♓	♈	♊	♋ ◑	♍	♎
12	♌	09.34 ♎	♎	♏ 19.02	♐ 14.10	♒	♓	05.51 ♉	♊ 21.21 ◑	06.04 ♌	♍ 18.23	05.33 ♏
13	♌ 19.34	♎	♎	♐	♑	♒ 22.33	♓ 15.41	♉ ◑	♋	♌	♎	♏
14	♍	♎ 15.52	01.24 ♏	♐	♑	♓	♈	11.27 ♊	♋ 23.40	08.46 ♍	♎ 23.25	♏ 13.26
15	♍ 23.31	♏	♏	06.28 ♑	03.02 ♒	♓ ◑	♈ 23.31 ◑	♊	♌	♍	♏	♐
16	♎	♏ ◑	10.23 ♐	♑	♒	08.53 ♈	♉	♊ 14.14	♌	11.31 ♎	♏ ●	♐ 23.33 ●
17	♎	01.54 ♐	♐	♑ 19.20 ◑	♒ 15.18 ◑	♈	♉	♋	00.57 ♍	♎	06.23 ♐	♑
18	07.21 ♏ ◑	♐	♐ 22.20 ◑	♒	♓	♈ 15.21	03.42 ♊	♋ 14.58	♍ ●	♎ 15.24 ●	♐	♑
19	♏	♐ 14.26	♑	♒	♓	♉	♊	♌	02.27 ♎	♏	♐ 16.02	11.40 ♒
20	♏ 18.31	♑	♑	06.56 ♓	00.31 ♈	♉ 18.01	04.52 ♋	♌ 15.01 ●	♎	♏ 21.50	♑	♒
21	♐	♑	11.08 ♒	♓	♈	♊	♋	♍	05.53 ♏	♐	♑	♒
22	♐	03.07 ♒	♒	♓ 15.10	05.41 ♉	♊ 18.13 ●	04.29 ♌ ●	♍ 16.13	♏	♐	04.12 ♒	00.43 ♓
23	07.19 ♑	♒	♒ 22.09	♈	♉	♋	♌	♎	♏ 12.44	07.40 ♑	♒	♓
24	♑	♒ 14.01	♓	♈ 19.47	07.35 ♊ ●	♋ 17.51	04.24 ♍	♎ 20.17	♐	♑	♒ 17.09 ◐	♓ 12.41 ◐
25	♑ 19.58	♓ ●	♓	♉ ●	♊	♌	♍	♏	♐ 23.20	♑ 20.09	♓	♈
26	♒ ●	♓ 22.25	06.04 ♈ ●	♉ 22.03	07.59 ♋	♌ 18.48	06.27 ♎	♏	♑ ◐	♒ ◐	♓	♈ 21.27
27	♒	♈	♈	♊	♋	♍	♎	04.17 ♐ ◐	♑	♒	04.12 ♈	♉
28	07.13 ♓	♈	11.10 ♉	♊ 23.39	08.45 ♌	♍ 22.26	11.57 ♏ ◐	♐	♑ 12.08	08.46 ♓	♈	♉
29	♓		♉	♋	♌	♎ ◐	♏	♐ 15.45	♒	♓	11.35 ♉	02.14 ♊
30	♓ 16.26		♉ 14.37	♋	11.19 ♍	♎	♏ 21.11	♑	♒	♓ 18.58	♉	♊
31	♈		♊		♍ ◐		♐	♑		♈		03.46 ♋ ○

26. Januar: Ringförmige Sonnenfinsternis 08.59 (♒); 9. Februar: Halbschatten-Mondfinsternis 15.38 (♌); 7. Juli: Halbschatten-Mondfinsternis 10.39 (♑); 22. Juli: Totale Sonnenfinsternis 03.35 (♋); 6. August: Halbschatten-Mondfinsternis 01.39 (♒); 31. Dezember: Partielle Mondfinsternis 20.23 (♋)

2010	Jan.	Febr.	März	April	Mai	Juni	Juli	August	Sept.	Okt.	Nov.	Dez.
1	♋	♍	♍	♏	♐	06.09 ♒	02.11 ♓	♈	01.20 ♊ ◑	♋ ◑	04.52 ♍	♎
2	03.42 ♌	♍ 14.43	01.32 ♎	♏ 17.54	11.01 ♑	♒	♓	09.14 ♉	♊	♋ 19.22	♍	♎ 15.45
3	♌	♎	♎	♐	♑	♒ 18.35	♓ 14.45	♉ ◑	07.52 ♋	♌	06.20 ♎	♏
4	03.54 ♍	♎ 17.57	03.12 ♏	♐	♑ 21.53	♓ ◑	♈ ◑	♉ 17.55	♋	♌ 21.01	♎	♏ 19.00
5	♍	♏	♏	02.08 ♑	♒	♓	♈	♊	10.46 ♌	♍	07.17 ♏	♐ ●
6	05.59 ♎	♏ ◑	08.37 ♐	♑ ◑	♒ ◑	06.51 ♈	01.30 ♉	♊ 22.51	♌	♍ 20.53	♏ ●	♐
7	♎ ◑	01.05 ♐	♐ ◑	♑ 13.52	10.35 ♓	♈	♉	♋	10.54 ♍	♎ ●	09.29 ♐	00.17 ♑
8	11.01 ♏	♐	♐ 18.14	♒	♓	♈ 16.42	08.52 ♊	♋	♍ ●	♎ 20.53	♐	♑
9	♏	11.45 ♑	♑	♒	♓ 22.30	♉	♊	00.24 ♌	10.02 ♎	♏	♐ 14.38	08.32 ♒
10	♏ 19.11	♑	♑	02.49 ♓	♈	♉ 23.12	♊ 12.39	♌ ●	♎	♏ 23.10	♑	♒
11	♐	♑	06.43 ♒	♓	♈	♊	♋ ●	00.02 ♍	10.22 ♏	♐	♑ 23.33	♒ 19.42
12	♐	00.25 ♒	♒	♓ 14.32	07.49 ♉	♊ ●	♋ 13.54	♍ 23.44	♏	♐	♒	♓
13	05.55 ♑	♒	♒ 19.45	♈	♉	02.51 ♋	♌	♎	♏ 13.53	05.18 ♑	♒ ◐	♓ ◐
14	♑	♒ 13.24 ●	♓	♈ 23.56 ●	♉ 14.19 ●	♋	♌ 14.16	♎	♐	♑ ◐	11.25 ♓	08.16 ♈
15	♑ 18.18 ●	♓	♓ ●	♉	♊	04.55 ♌	♍	01.27 ♏	♐ 21.31 ◐	♑ 15.25	♓	♈
16	♒	♓	07.33 ♈	♉	♊ 18.47	♌	♍ 15.25	♏ ◐	♑	♒	♓	♈ 19.50
17	♒	01.31 ♈	♈	07.09 ♊	♋	06.42 ♍	♎	06.35 ♐	♑	♒	00.00 ♈	♉
18	07.18 ♓	♈	♈ 17.30	♊	♋ 22.07	♍	♎ 18.43 ◐	♐	08.36 ♒	03.53 ♓	♈	♉
19	♓	11.56 ♉	♉	♊ 12.40	♌	09.14 ♎ ◐	♏	♐ 15.18	♒	♓	11.05 ♉	04.38 ♊
20	♓ 19.37	♉	♉	♋	♌	♎	♏	♑	♒ 21.16	♓ 16.24	♉	♊
21	♈	♉ 19.48	01.29 ♊	♋ 16.43 ◐	00.59 ♍ ◐	♎ 13.15	00.50 ♐	♑	♓	♈	♉ 19.47 ○	10.23 ♋ ○
22	♈	♊ ◐	♊	♌	♍	♏	♐	02.38 ♒	♓	♈	♊	♋
23	05.41 ♉ ◐	♊	07.17 ♋ ◐	♌ 19.25	03.51 ♎	♏ 19.11	09.40 ♑	♒	09.48 ♈ ○	03.31 ♉ ○	♊	♋ 13.52
24	♉	00.30 ♋	♋	♍	♎	♐	♑	♒ 15.12 ○	♈	♉	02.15 ♋	♌
25	♉ 12.12	♋	10.40 ♌	♍ 21.18	07.18 ♏	♐	♑ 20.39	♓	♈ 21.18	♉ 12.49	♋	♌ 16.15
26	♊	02.09 ♌	♌	♎	♏	03.22 ♑ ○	♒ ○	♓	♉	♊	07.02 ♌	♍
27	♊ 15.02	♌	11.58 ♍	♎ 23.30	♏ 12.17	♑	♒	03.50 ♈	♉	♊ 20.15	♌	♍ 18.39
28	♋	01.53 ♍ ○	♍	♏ ○	♐ ○	♑ 13.53	09.01 ♓	♈	07.12 ♊	♋	10.35 ♍ ◑	♎ ◑
29	♋ 15.11		♍ 12.22	♏	♐ 19.45	♒	♓	♈ 15.36	♊	♋	♍	♎ 21.51
30	♌ ○		♎ ○	03.37 ♐	♑	♒	♓ 21.43	♉	♊ 14.47	01.40 ♌ ◑	♍ 13.16	♏
31	♌ 14.24		♎ 13.42		♑		♈	♉		♌		♏

15. Januar: Ringförmige Sonnenfinsternis 08.07 (♑); 26. Juni: Partielle Mondfinsternis 12.39 (♑);
11. Juli: Totale Sonnenfinsternis 20.34 (♋); 21. Dezember: Totale Mondfinsternis 09.17 (♊)

2011	Jan.	Febr.	März	April	Mai	Juni	Juli	August	Sept.	Okt.	Nov.	Dez.
1	02.22 ♐	♑	06.15 ♒	♓	♈	00.57 ♊ ●	♋ ●	09.43 ♍	♎ 19.49	05.43 ♐	♑ 23.09	♒ 15.46
2	♐	00.22 ♒	♒	♓ 12.17	06.59 ♉	♊	♋ 22.44	♍	♏	♐	♒ ◐	♓ ◐
3	08.40 ♑	♒ ●	♒ 17.48	♈ ●	♉ ●	09.37 ♋	♌	11.05 ♎	♏ 22.05	09.17 ♑	♒	♓
4	♑ ●	11.25 ♓	♓ ●	♈	♉ 18.10	♋	♌	♎	♐ ◐	♑ ◐	08.19 ♓	02.52 ♈
5	♑ 17.09	♓	♓	00.47 ♉	♊	♋ 16.04	02.16 ♍	♎ 12.58	♐	♑ 16.19	♓	♈
6	♒	♓ 23.47	06.15 ♈	♉	♊	♌	♍	♏ ◐	03.05 ♑	♒	♓ 20.03	♈ 15.36
7	♒	♈	♈	♉ 12.23	03.33 ♋	♌ 20.34	04.55 ♎	♏ 16.22	♑	♒	♈	♉
8	03.58 ♓	♈	♈ 18.53	♊	♋	♍	♎ ◐	♐	10.43 ♒	02.14 ♓	♈	♉
9	♓	♈ 12.24	♉	♊ 22.03	10.36 ♌	♍ 23.32 ◐	07.32 ♏	♐ 21.39	♒	♓	08.46 ♉	03.53 ♊
10	♓ 16.25	♉	♉	♋	♌ ◐	♎	♏	♑	♒ 20.27	♓ 13.58	♉ ○	♊ ○
11	♈	♉ 23.22 ◐	06.32 ♊	♋ ◐	♌ 15.00	♎	10.48 ♐	♑	♓	♈	♉ 21.11	♊ 14.27
12	♈ ◐	♊	♊	04.38 ♌	♍	01.34 ♏	♐	04.49 ♒	♓ ○	♈ ○	♊	♋
13	04.38 ♉	♊	♊ 15.31 ◐	♌	♍ 16.58	♏	♐ 15.15	♒ ○	07.50 ♈	02.36 ♉	♊	♋ 22.49
14	♉	06.50 ♋	♋	07.41 ♍	♎	03.39 ♐	♑	♒ 13.55	♈	♉	08.20 ♋	♌
15	♉ 14.24	♋	♋ 20.34	♍	♎ 17.33	♐ ○	♑ 21.31 ○	♓	♈ 20.26	♉ 15.16	♋	♌
16	♊	10.15 ♌	♌	08.00 ♎	♏	07.00 ♑	♒	♓	♉	♊	♋ 17.18	05.00 ♍
17	♊ 20.30	♌	♌ 21.54	♎	♏ 18.24 ○	♑	♒	01.03 ♈	♉	♊	♌	♍
18	♋	10.40 ♍ ○	♍	07.20 ♏ ○	♐	♑ 12.48	06.14 ♓	♈	09.07 ♊	02.39 ♋	♌ 23.20 ◑	09.07 ♎ ◑
19	♋ 23.17 ○	♍	♍ 21.04 ○	♏	♐ 21.17	♒	♓	♈ 13.37	♊	♋	♍	♎
20	♌	10.02 ♎	♎	07.51 ♐	♑	♒ 21.46	♓ 17.26	♉	♊ 19.55 ◑	11.07 ♌ ◑	♍	11.34 ♏
21	♌	♎	♎ 20.18	♐	♑	♓	♈	♉ ◑	♋	♌	02.17 ♎	♏
22	00.11 ♍	10.30 ♏	♏	11.25 ♑	03.33 ♒	♓	♈	01.54 ♊	♋	♌ 15.42	♎	♏ 13.04
23	♍	♏	♏ 21.46	♑	♒	09.25 ♈ ◑	05.59 ♉ ◑	♊	02.56 ♌	♍	02.59 ♏	♐
24	01.00 ♎	♏ 13.47	♐	♑ 19.00	♒ 13.25 ◑	♈	♉	11.32 ♋	♌	♍ 16.50	♏	♐ 14.48 ●
25	♎	♐ ◑	♐	♒ ◑	♓	♈ 21.54	♉ 17.35	♋	05.50 ♍	♎	02.58 ♐ ●	♑
26	03.17 ♏ ◑	♐ 20.33	02.58 ♑ ◑	♒	♓	♉	♊	♋ 17.10	♍	♎ 16.09 ●	♐	♑ 18.15
27	♏	♑	♑	05.59 ♓	01.37 ♈	♉	♊	♌	05.52 ♎ ●	♏	04.06 ♑	♒
28	07.56 ♐	♑	♑ 12.01	♓	♈	08.57 ♊	02.13 ♋	♌ 19.14	♎	♏ 15.46	♑	♒
29	♐		♒	♓ 18.34	♈ 14.03	♊	♋	♍ ●	05.06 ♏	♐	08.03 ♒	00.46 ♓
30	♐ 15.05		♒ 23.39	♈	♉	♊ 17.14	07.17 ♌ ●	♍ 19.26	♏	♐ 17.40	♒	♓
31	♑		♓		♉		♌	♎		♑		10.49 ♈

4. Januar: Partielle Sonnenfinsternis 09.51 (♑); 1. Juni: Partielle Sonnenfinsternis 22.16 (♊); 15. Juni: Totale Mondfinsternis 21.13 (♐);
1. Juli: Partielle Sonnenfinsternis 09.39 (♋); 25. November: Partielle Sonnenfinsternis 07.20 (♐); 10. Dezember: Totale Mondfinsternis 15.32 (♊)

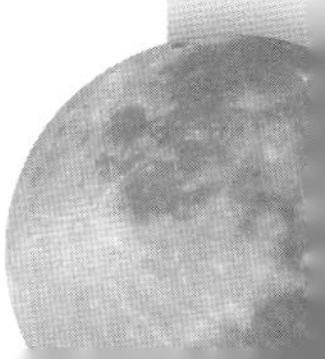

2012	Jan.	Febr.	März	April	Mai	Juni	Juli	August	Sept.	Okt.	Nov.	Dez.
1		20.16		09.37	00.03	13.32		10.57				
2	23.17		16.09				23.52		06.38	00.27		
3				14.54	03.05	13.33		14.59			08.44	02.58
4		07.05							16.42	12.48		
5	11.45		00.19	16.33	03.21	13.32	01.27	22.00			20.40	12.53
6		14.25										
7	22.06		04.28	16.19	02.40	15.18	05.30		05.11	01.46		19.36
8		18.33						08.29			05.36	
9			05.51	16.13	03.01	20.23	13.15		17.50	12.56		22.52
10	05.36	20.55						21.12			10.36	
11			06.25	18.03	06.04					20.25		23.23
12	10.45	23.02				05.22	00.32		04.02		12.11	
13			07.55	22.49	12.43			09.29				22.44
14	14.29					17.23	13.28		10.32	00.03	11.53	
15		01.57	11.25		22.47			19.06				22.54
16	17.35			06.39					13.56	01.07	11.37	
17		06.04	17.13			06.25	01.32					
18	20.30			17.00	11.04			01.34	15.47	01.27	13.11	01.49
19		11.29				18.35	11.14					
20	23.41		01.06					05.46	17.35	02.42	17.56	08.44
21		18.32		05.06	00.06		18.25					
22			10.58			04.48		08.55	20.22	06.03		19.26
23	03.54			18.06	12.32		23.39				02.13	
24		03.49	22.44			12.44		11.51		12.01		
25	10.12				23.12				00.34		13.19	08.14
26		15.31		06.43		18.16	03.30	15.00		20.32		
27	19.29		11.44						06.25			21.08
28				17.12	07.07	21.33	06.19	18.39			01.59	
29		04.28							14.15	07.16		
30	07.29		00.08		11.47	23.05	08.30	23.32			14.56	08.46
31										19.41		

21. Mai: Ringförmige Sonnenfinsternis 00.53 (…); 4. Juni: Partielle Mondfinsternis 12.03 (…);
13. November: Totale Sonnenfinsternis 23.12 (…); 28. November: Halbschatten-Mondfinsternis 15.33 (…)

2013	Jan.	Febr.	März	April	Mai	Juni	Juli	August	Sept.	Okt.	Nov.	Dez.
1	♌ 18.36	♎	♎ 18.35	♐	♑ 15.21	♓	♈ 22.44	♊	♋	♌ 19.53	♎	♏
2	♍	♎ 13.03	♏	06.36 ♑	♒ ◐	07.34 ♈	♉	♊	01.02 ♌	♍	♎ 18.36	07.32 ♐
3	♍	♏ ◐	♏ 22.12	♑ ◐	♒ 19.26	♈	♉	05.31 ♋	♌	♍	♏ ●	♐ ●
4	02.12 ♎	♏ 16.46	♐ ◐	09.43 ♒	♓	♈ 16.55	10.23 ♊	♋	11.45 ♍	04.01 ♎	♏ 21.15	07.51 ♑
5	♎ ◐	♐	♐	♒	♓	♉	♊	♋ 17.59	♍ ●	♎ ●	♐	♑
6	07.10 ♏	♐ 18.56	01.15 ♑	♒ 14.01	02.04 ♈	♉	♊ 23.15	♌ ●	♍ 20.14	09.34 ♏	♐ 22.45	07.54 ♒
7	♏	♑	♑	♓	♈	04.33 ♊	♋	♌	♎	♏	♑	♒
8	09.29 ♐	♑ 20.18	04.03 ♒	♓ 20.03	11.10 ♉	♊ ●	♋ ●	04.58 ♍	♎	♏ 13.23	♑	09.35 ♓
9	♐	♒	♒	♈	♉	♊ 17.17	11.49 ♌	♍	02.45 ♏	♐	00.31 ♒	♓ ◐
10	09.55 ♑	♒ 22.21 ●	07.20 ♓	♈ ●	♉ 22.22 ●	♋	♌	♍ 14.09	♏	♐ 16.18	♒ ◐	♓ 14.07
11	♑ ●	♓	♓ ●	04.23 ♉	♊	♋	♌ 23.13	♎	07.37 ♐	♑	03.37 ♓	♈
12	10.02 ♒	♓	♓ 12.18	♉	♊	05.59 ♌	♍	♎ 21.19	♐ ◐	♑ 19.01 ◐	♓	♈ 21.41
13	♒	02.52 ♈	♈	♉ 15.14	10.58 ♋	♌	♍	♏	10.57 ♑	♒	08.40 ♈	♉
14	11.50 ♓	♈	♈ 20.09	♊	♋	♌ 17.27	08.42 ♎	♏ ◐	♑	♒ 22.07	♈	♉
15	♓	11.09 ♉	♉	♊	♋ 23.29	♍	♎	02.05 ♐	♑ 13.06	♓	♈ 15.50	07.42 ♊
16	♓ 17.08	♉	♉	03.50 ♋	♌	♍ ◐	♎ 15.25 ◐	♐	♒	♓	♉	♊
17	♈	♉ 22.51 ◐	07.10 ♊	♋	♌	02.20 ♎	♏	04.26 ♑	♒ 14.59	02.19 ♈	♉ ○	♊ 19.18 ○
18	♈	♊	♊	♋ 16.15 ◐	10.34 ♍ ◐	♎	♏ 18.55	♑	♓	♈	01.08 ♊	♋
19	02.37 ♉ ◐	♊	♊ 19.56 ◐	♌	♍	07.40 ♏	♐	05.08 ♒	♓ 17.59 ○	08.28 ♉ ○	♊	♋
20	♉	11.46 ♋	♋	♌	♍ 18.08	♏	♐ 19.40	♒	♈	♉	♊ 12.24	07.49 ♌
21	♉ 15.05	♋	♋	02.10 ♍	♎	09.32 ♐	♑	05.44 ♓ ○	♈ 23.34	♉ 17.15	♋	♌
22	♊	♋ 23.13	07.51 ♌	♍	♎ 21.56	♐	♑ 19.08 ○	♓	♉	♊	♋	♌ 20.20
23	♊	♌	♌	08.26 ♎	♏	09.09 ♑ ○	♒	08.14 ♈	♉	♊	00.58 ♌	♍
24	04.01 ♋	♌	♌ 16.50	♎	♏ 22.50	♑	♒ 19.23	♈	08.35 ♊	04.37 ♋	♌	♍
25	♋	07.54 ♍ ○	♍	11.26 ♏ ○	♐ ○	08.28 ♒	♓	♈ 14.14	♊	♋	♌ 13.12 ◐	07.18 ♎ ◐
26	♋ 15.21	♍	♍ 22.33	♏	♐ 22.29	♒	♓ 22.30	♉	♊ 20.26	♋ 17.13	♍	♎
27	♌ ○	♍ 14.03	♎ ○	♏ 12.33	♑	09.33 ♓	♈	♉	♋ ◐	♌ ◐	♍ 23.01	♎ 14.59
28	♌	♎	♎	♐	♑ 22.49	♓	♈	00.09 ♊ ◐	♋	♌	♎	♏
29	00.28 ♍		01.55 ♏	♐ 13.22	♒	♓ 14.08	05.44 ♉ ◐	♊	08.58 ♌	04.46 ♍	♎	♏ 18.38
30	♍		♏	♑	♒	♈ ◐	♉	♊ 12.34	♌	♍	05.04 ♏	♐
31	07.37 ♎		04.14 ♐		01.31 ♓ ◐		♉ 16.43	♋		♍ 13.23		♐ 19.02

25. April: Partielle Mondfinsternis 21.08 (♏); 10. Mai: Ringförmige Sonnenfinsternis 01.25 (♉); 25. Mai: Halbschatten-Mondfinsternis 05.10 (♐); 19. Oktober: Halbschatten-Mondfinsternis 00.50 (♉); 3. November: Ringförmige totale Sonnenfinsternis 13.47 (♏)

2014	Jan.	Febr.	März	April	Mai	Juni	Juli	August	Sept.	Okt.	Nov.	Dez.
1	♑ ●	04.46 ♓	♓ ●	06.21 ♉	♊	♋	♌ 22.25	♎	♏ 18.18	05.42 ♑ ◐	♒ 17.38	02.15 ♈
2	♑ 18.04	♓	♓ 16.41	♉	♊	02.44 ♌	♍	♎	♐ ◐	♑	♓	♈
3	♒	05.56 ♈	♈	♉ 12.49	07.14 ♋	♌	♍	03.58 ♏	♐ 23.16	09.01 ♒	♓ 19.54	06.16 ♉
4	♒ 17.59	♈	♈ 20.13	♊	♋	♌ 15.21	10.44 ♎	♏ ◐	♑	♒	♈	♉
5	♓	10.48 ♉	♉	♊ 22.41	♋ 18.57	♍ ◐	♎ ◐	11.20 ♐	♑	10.25 ♓	♈ 22.34	11.29 ♊
6	♓ 20.46	♉ ◐	♉	♋	♌	♍	♎ 20.35	♐	01.00 ♒	♓	♉ ○	♊ ○
7	♈	♉ 19.45	03.38 ♊	♋ ◐	♌ ◐	03.02 ♎	♏	♐ 14.40	♒	11.08 ♈	♉	♊ 18.35
8	♈ ◐	♊	♊ ◐	10.51 ♌	07.25 ♍	♎	♏	♑	00.48 ♓	♈ ○	02.46 ♊	♋
9	03.25 ♉	♊	♊ 14.34	♌	♍	11.39 ♏	02.26 ♐	♑ 14.53	♓ ○	♈ 12.45	♊	♋
10	♉	07.34 ♋	♋	♌ 23.09	♍ 18.20	♏	♐	♒ ○	00.34 ♈	♉	09.39 ♋	04.15 ♌
11	♉ 13.27	♋	♋	♍	♎	♏ 16.24	04.26 ♑	♒ 13.56	♈	♉ 16.52	♋	♌
12	♊	♋ 20.16	03.10 ♌	♍	♎	♐	♑ ○	♓	02.18 ♉	♊	♋ 19.45	♌ 16.20
13	♊	♌	♌	09.34 ♎	02.08 ♏	♐ 18.06 ○	04.08 ♒	♓ 14.01	♉	♊	♌	♍
14	01.26 ♋	♌	♌ 15.19	♎	♏ ○	♑	♒	♈	07.27 ♊	00.31 ♋	♌ ◑	♍ ◑
15	♋	08.27 ♍ ○	♍	♎ 17.21 ○	06.45 ♐	♑ 18.28	03.41 ♓	♈ 16.59	♊	♋ ◑	08.09 ♍	05.06 ♎
16	♋ 14.02 ○	♍	♍ ○	♏	♐	♒	♓	♉	♊ 16.25 ◑	11.30 ♌	♍	♎
17	♌	♍ 19.24	01.47 ♎	♏ 22.45	09.13 ♑	♒ 19.27	05.08 ♈	♉ 23.42 ◑	♋	♌	♍ 20.31	♎ 15.53
18	♌	♎	♎	♐	♑	♓	♈	♊	♋	♌	♎	♏
19	02.24 ♍	♎	10.14 ♏	♐	10.59 ♒	♓ 22.27 ◑	09.44 ♉ ◑	♊	04.11 ♌	00.09 ♍	♎	♏ 22.56
20	♍	04.34 ♏	♏	02.29 ♑	♒	♈	♉	09.46 ♋	♌	♍	06.32 ♏	♐
21	♍ 13.44	♏	♏ 16.40	♑	♒ 13.19 ◑	♈	♉ 17.37	♋	♌ 16.55	♍ 12.13	♏	♐
22	♎	11.13 ♐ ◑	♐	05.19 ♒ ◑	♓	04.04 ♉	♊	♋ 21.50	♍	♎	♏ 13.20 ●	02.26 ♑ ●
23	♎ 22.45	♐	♐ 21.04	♒	♓ 17.02	♉	♊	♌	♍	♎ 22.11 ●	♐	♑
24	♏ ◑	♐ 14.51	♑ ◑	07.56 ♓	♈	♉ 12.07	04.00 ♋	♌	05.00 ♎ ●	♏	♐ 17.33	03.53 ♒
25	♏	♑	♑ 23.40	♓	♈ 22.29	♊	♋	10.34 ♍ ●	♎	♏	♑	♒
26	04.14 ♐	♑ 15.57	♒	11.02 ♈	♉	♊ 22.07	♋ 15.56 ●	♍	♎ 15.30	05.41 ♐	♑ 20.24	05.08 ♓
27	♐	♒	♒	♈	♉	♋ ●	♌	♍ 22.55	♏	♐	♒	♓
28	06.05 ♑	♒ 15.54	01.11 ♓	♈ 15.24	05.49 ♊ ●	♋	♌	♎	♏ 23.51	11.04 ♑	♒ 23.04	07.36 ♈ ◐
29	♑		♓	♉ ●	♊	09.44 ♌	04.38 ♍	♎	♐	♑	♓ ◐	♈
30	05.34 ♒ ●		02.55 ♈ ●	♉ 21.57	♊ 15.14	♌	♍	09.54 ♏	♐	♑ 14.53	♓	11.57 ♉
31	♒		♈		♋		♍ 17.10	♏		♒ ◐		♉

15. April: Totale Mondfinsternis 08.46 (♎); 29. April: Ringförmige Sonnenfinsternis 07.04 (♉);
8. Oktober: Totale Mondfinsternis 11.55 (♈); 23. Oktober: Partielle Sonnenfinsternis 22.45 (♏)

2015	Jan.	Febr.	März	April	Mai	Juni
1	Stier 18.10	Krebs	Krebs	Jungfrau	Waage	Skorpion 19.40
2	Zwillinge	Krebs 18.42	00.35 Löwe	Jungfrau	Waage	Schütze ○
3	Zwillinge	Löwe	Löwe	08.09 Waage	02.48 Skorpion	Schütze
4	02.09 Krebs	Löwe ○	Löwe 12.59	Waage ○	Skorpion ○	01.52 Steinbock
5	Krebs ○	06.47 Jungfrau	Jungfrau ○	Waage 20.05	Skorpion 12.14	Steinbock
6	Krebs 12.04	Jungfrau	Jungfrau	Skorpion	Schütze	06.03 Wassermann
7	Löwe	Jungfrau 19.45	01.53 Waage	Skorpion	Schütze 19.17	Wassermann
8	Löwe 23.59	Waage	Waage	06.09 Schütze	Steinbock	09.17 Fische
9	Jungfrau	Waage	Waage 14.11	Schütze	Steinbock	Fische ◑
10	Jungfrau	08.06 Skorpion	Skorpion	Schütze 13.48	00.23 Wassermann	Fische 12.15
11	Jungfrau 12.58	Skorpion	Skorpion	Steinbock	Wassermann ◑	Widder
12	Waage	Skorpion 17.48 ◑	00.31 Schütze	Steinbock 18.45 ◑	03.54 Fische	Widder 15.17
13	Waage ◑	Schütze	Schütze ◑	Wassermann	Fische	Stier
14	00.45 Skorpion	Schütze 23.25	07.41 Steinbock	Wassermann 21.13	06.15 Widder	Stier 18.52
15	Skorpion	Steinbock	Steinbock	Fische	Widder	Zwillinge
16	09.02 Schütze	Steinbock	11.15 Wassermann	Fische 22.01	08.03 Stier	Zwillinge 23.52 ●
17	Schütze	01.14 Wassermann	Wassermann	Widder	Stier	Krebs
18	Schütze 13.05	Wassermann	11.59 Fische	Widder 22.32 ●	10.28 Zwillinge ●	Krebs
19	Steinbock	00.49 Fische ●	Fische	Stier	Zwillinge	07.24 Löwe
20	Steinbock 14.00 ●	Fische	11.29 Widder ●	Stier	Zwillinge 14.57	Löwe
21	Wassermann	00.14 Widder	Widder	00.29 Zwillinge	Krebs	Löwe 18.00
22	Wassermann 13.49	Widder	11.41 Stier	Zwillinge	Krebs 22.43	Jungfrau
23	Fische	01.29 Stier	Stier	05.27 Krebs	Löwe	Jungfrau
24	Fische 14.32	Stier	Stier 14.24	Krebs	Löwe	06.42 Waage ◐
25	Widder	05.55 Zwillinge ◐	Zwillinge	Krebs 14.14	09.53 Jungfrau ◐	Waage
26	Widder 17.38	Zwillinge	Zwillinge 20.46	Löwe ◐	Jungfrau	Waage 18.58
27	Stier ◐	Zwillinge 13.51	Krebs ◐	Löwe	Jungfrau 22.43	Skorpion
28	Stier 23.37	Krebs	Krebs	02.08 Jungfrau	Waage	Skorpion
29	Zwillinge		06.49 Löwe	Jungfrau	Waage	04.22 Schütze
30	Zwillinge		Löwe	Jungfrau 15.04	10.35 Skorpion	Schütze
31	08.10 Krebs		Löwe 19.13		Skorpion	

2015	Juli	August	Sept.	Okt.	Nov.	Dez.
1	10.12 Steinbock	Wassermann 23.37	Widder	Stier 21.05	Krebs	Löwe
2	Steinbock ○	Fische	10.03 Stier	Zwillinge	Krebs 16.49	11.10 Jungfrau
3	Steinbock 13.22	Fische	Stier	Zwillinge	Löwe ◑	Jungfrau ◑
4	Wassermann	00.25 Widder	Stier 12.49	01.23 Krebs ◑	Löwe	Jungfrau 23.35
5	Wassermann 15.24	Widder	Zwillinge ◑	Krebs	03.24 Jungfrau	Waage
6	Fische	02.30 Stier	Zwillinge 18.41	09.32 Löwe	Jungfrau	Waage
7	Fische 17.39	Stier ◑	Krebs	Löwe	Jungfrau 16.15	Waage 12.27
8	Widder ◑	06.41 Zwillinge	Krebs	Löwe 20.52	Waage	Skorpion
9	Widder 20.51	Zwillinge	03.37 Löwe	Jungfrau	Waage	Skorpion 23.26
10	Stier	Zwillinge 13.09	Löwe	Jungfrau	05.04 Skorpion	Schütze
11	Stier	Krebs	Löwe 14.57	09.47 Waage	Skorpion ●	Schütze ●
12	01.17 Zwillinge	Krebs 21.53	Jungfrau	Waage	Skorpion 16.15	07.48 Steinbock
13	Zwillinge	Löwe	Jungfrau ●	Waage 22.39 ●	Schütze	Steinbock
14	07.15 Krebs	Löwe ●	03.42 Waage	Skorpion	Schütze	Steinbock 14.00
15	Krebs	08.47 Jungfrau	Waage	Skorpion	01.22 Steinbock	Wassermann
16	Krebs 16.16 ●	Jungfrau	Waage 16.44	10.19 Schütze	Steinbock	Wassermann 18.46
17	Löwe	Jungfrau 21.24	Skorpion	Schütze	08.25 Wassermann	Fische
18	Löwe	Waage	Skorpion	Schütze 19.53	Wassermann	Fische 22.27 ◐
19	01.48 Jungfrau	Waage	04.33 Schütze	Steinbock	Wassermann 13.23 ◐	Widder
20	Jungfrau	10.25 Skorpion	Schütze	Steinbock ◐	Fische	Widder
21	Jungfrau 14.24	Skorpion	Schütze 13.34 ◐	02.39 Wassermann	Fische 16.13	01.14 Stier
22	Waage	Skorpion 21.42 ◐	Steinbock	Wassermann	Widder	Stier
23	Waage	Schütze	Steinbock 18.52	06.19 Fische	Widder 17.27	03.32 Zwillinge
24	03.08 Skorpion ◐	Schütze	Wassermann	Fische	Stier	Zwillinge
25	Skorpion	05.23 Steinbock	Wassermann 20.45	07.23 Widder	Stier 18.16 ○	06.28 Krebs ○
26	Skorpion 13.26	Steinbock	Fische	Widder	Zwillinge	Krebs
27	Schütze	09.05 Wassermann	Fische 20.30	07.08 Stier ○	Zwillinge 20.28	11.32 Löwe
28	Schütze 19.49	Wassermann	Widder ○	Stier	Krebs	Löwe
29	Steinbock	09.52 Fische ○	Widder 19.58	07.25 Zwillinge	Krebs	Löwe 19.59
30	Steinbock 22.41	Fische	Stier	Zwillinge	01.48 Löwe	Jungfrau
31	Wassermann ○	09.34 Widder		10.10 Krebs		Jungfrau

20. März: Totale Sonnenfinsternis 10.46 (Fische); 4. April: Partielle Mondfinsternis 13.00 (Waage);
13. September: Partielle Sonnenfinsternis 07.54 (Jungfrau); 28. September: Totale Mondfinsternis 03.47 (Widder)

2016	Jan.	Febr.	März	April	Mai	Juni	Juli	August	Sept.	Okt.	Nov.	Dez.
1	07.42 ♎	♏ ◐	00.57 ♐	♑	♒ 15.35	♈	♉ 12.45	♋	♍ ●	♎ ●	♏ 15.44	09.53 ♑
2	♎ ◐	♏ 16.51	♐ ◐	02.38 ♒	♓	03.48 ♉	♊	02.13 ♌ ●	♍	♎ 20.44	♐	♑
3	♎ 20.37	♐	11.03 ♑	♒	♓ 18.05	♉	♊ 14.21	♌	01.57 ♎	♏	♐	♑ 20.45
4	♏	♐	♑	06.47 ♓	♈	04.02 ♊	♋ ●	08.35 ♍	♎	♏	04.06 ♑	♒
5	♏	01.45 ♑	♑ 17.23	♓	♈ 18.11	♊ ●	♋ 17.29	♍	♎ 13.40	09.27 ♐	♑	♒
6	07.57 ♐	♑	♒	07.47 ♈	♉ ●	04.42 ♋	♌	♍ 17.58	♏	♐	♑ 14.56	05.32 ♓
7	♐	07.00 ♒	♒ 20.10	♈ ●	♉ 17.36	♋	♌ 23.42	♎	♏	♐ 21.41	♒ ◑	♓ ◑
8	♐ 16.08	♒ ●	♓	07.12 ♉	♊	07.48 ♌	♍	♎	02.21 ♐	♑	♒ 22.46	11.17 ♈
9	♑	08.32 ♓	♓ 20.41 ●	♉	♊ 18.25	♌	♍	05.53 ♏	♐ ◑	♑ ◑	♓	♈
10	♑ 21.24 ●	♓	♈	07.00 ♊	♋	♌ 14.47	09.33 ♎	♏ ◑	♐ 13.56	07.34 ♒	♓	♈ 13.42
11	♒	10.56 ♈	♈ 20.45	♊	♋ 22.33	♍	♎	♏ 18.25	♑	♒	02.46 ♈	♉
12	♒	♈	♉	09.08 ♋	♌	♍ ◑	♎ 21.53 ◑	♐	♑ 22.30	♒ 13.44	♈	♉ 13.42
13	00.55 ♓	♈ 12.37	♉ 22.05	♋	♌ ◑	01.34 ♎	♏	♐	♒	♓	03.25 ♉	♊
14	♓	♉	♊	♋ 14.54 ◑	06.53 ♍	♎	♏	05.12 ♑	♒	♓ 16.09	♉ ○	♊ 13.10 ○
15	03.49 ♈	♉ 15.36 ◑	♊ ◑	♌	♍	♎ 14.19	10.15 ♐	♑	03.24 ♓	♈	02.24 ♊	♋
16	♈	♊	01.58 ♋	♌	♍ 18.34	♏	♐	♑ 12.53	♓ ○	♈ 16.05 ○	♊	♋ 14.16
17	06.49 ♉ ◑	♊ 20.25	♋	00.24 ♍	♎	♏	♐ 20.34	♒	05.23 ♈	♉	01.58 ♋	♌
18	♉	♋	08.55 ♌	♍	♎	02.35 ♐	♑	♒ 17.35 ○	♈	♉ 15.31	♋	♌ 18.53
19	10.14 ♊	♋	♌	♍ 12.25	07.31 ♏	♐	♑ ○	♓	05.59 ♉	♊	04.16 ♌	♍
20	♊	03.18 ♌	♌ 18.40	♎	♏	♐ 12.56 ○	04.11 ♒	♓ 20.20	♉	♊ 16.29	♌	♍
21	♊ 14.29	♌	♍	♎	♏ 19.49 ○	♑	♒	♈	06.54 ♊	♋	10.35 ♍ ◐	03.41 ♎ ◐
22	♋	♌ 12.25 ○	♍	01.19 ♏ ○	♐	♑ 21.10	09.36 ♓	♈ 22.20	♊	♋ 20.35 ◐	♍	♎
23	♋ 20.22	♍	06.24 ♎ ○	♏	♐	♒	♓	♉	09.34 ♋ ◐	♌	♍ 20.43	♎ 15.34
24	♌ ○	♍ 23.43	♎	♏ 13.47	06.35 ♑	♒	♓ 13.34	♉	♋	♌	♎	♏
25	♌	♎	♎ 19.10	♐	♑	03.32 ♓	♈	00.41 ♊ ◐	♋ 14.49	04.17 ♍	♎	♏
26	04.47 ♍	♎	♏	♐	♑ 15.28	♓	♈ 16.39	♊	♌	♍	09.03 ♏	04.20 ♐
27	♍	♎ 12.27	♏	00.56 ♑	♒	08.09 ♈ ◐	♉ ◐	04.07 ♋	♌ 22.44	♍ 14.52	♏	♐
28	♍ 16.00	♏	07.47 ♐	♑	♒ 22.07	♈	♉ 19.18	♋	♍	♎	♏ 21.47	♐ 16.13
29	♎	♏	♐	09.48 ♒	♓ ◐	11.04 ♉	♊	09.13 ♌	♍	♎	♐ ●	♑ ●
30	♎		♐ 18.46	♒ ◐	♓	♉	♊ 22.10	♌	08.53 ♎	03.02 ♏ ●	♐	♑
31	04.51 ♏		♑ ◐		02.10 ♈		♋	♌ 16.23		♏		02.30 ♒

9. März: Totale Sonnenfinsternis 02.57 (♓); 23. März: Halbschatten-Mondfinsternis 12.47 (♎);
1. September: Ringförmige Sonnenfinsternis 10.07 (♍); 16. September: Halbschatten-Mondfinsternis 19.54 (♓)

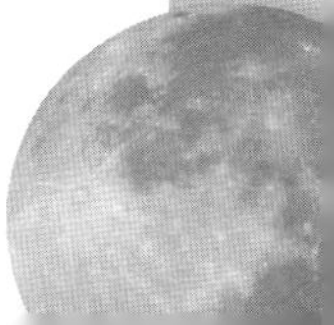

2017	Jan.	Febr.	März	April	Mai	Juni	Juli	August	Sept.	Okt.	Nov.	Dez.
1	♒	♈	♈	♊	♋	♍ ◐	♎ ◐	♏ 13.02	♑	♒	07.44 ♈	♉
2	10.58 ♓	♈	08.44 ♉	♊ 19.28	05.13 ♌	♍	♎ 18.00	♐	♑ 21.07	♒ 15.27	♈	♉ 22.22
3	♓	02.51 ♉	♉	♋ ◐	♌ ◐	01.05 ♎	♏	♐	♒	♓	10.47 ♉	♊ ○
4	♓ 17.21	♉ ◐	11.07 ♊	♋ 23.14	10.48 ♍	♎	♏	01.38 ♑	♒	♓ 21.41	♉ ○	♊ 21.38
5	♈ ◐	05.45 ♊	♊ ◐	♌	♍	11.47 ♏	06.09 ♐	♑	06.29 ♓	♈ ○	11.27 ♊	♋
6	♈ 21.19	♊	♊ 13.55	♌	♍ 19.21	♏	♐	♑ 13.17	♓ ○	♈	♊	♋ 21.38
7	♉	08.04 ♋	♋	05.21 ♍	♎	♏	♐ 18.46	♒ ○	♓ 13.02	00.57 ♉	11.46 ♋	♌
8	♉ 23.07	♋	♋ 17.47	♍	♎	00.00 ♐	♑	♒ 22.57	♈	♉	♋	♌
9	♊	10.42 ♌	♌	♍ 13.35	06.02 ♏	♐ ○	♑ ○	♓	♈ 17.24	02.46 ♊	♋ 13.30	00.10 ♍
10	♊ 23.50	♌	♌ 23.08	♎	♏ ○	♐ 12.37	06.36 ♒	♓	♉	♊	♌ ◑	♍ ◑
11	♋	♌ 14.53 ○	♍	♎ 23.43 ○	♏ 18.01	♑	♒	06.23 ♈	♉ 20.30	04.39 ♋	♌ 17.42	06.02 ♎
12	♋ ○	♍	♍ ○	♏	♐	♑	♒ 16.52	♈	♊	♋ ◑	♍	♎
13	01.09 ♌	♍ 21.44	06.29 ♎	♏	♐	00.46 ♒	♓	11.41 ♉	♊ 23.13 ◑	07.42 ♌	♍	♎ 15.00
14	♌	♎	♎	11.28 ♐	06.39 ♑	♒	♓	♉	♋	♌	00.27 ♎	♏
15	04.53 ♍	♎	♎ 16.12	♐	♑	11.19 ♓	00.53 ♈	♉ 15.07 ◑	♋	♌ 12.20	♎	♏
16	♍	07.42 ♏	♏	♐	♑ 18.51	♓	♈ ◑	♊	02.10 ♌	♍	09.20 ♏	02.08 ♐
17	♍ 12.17	♏	♏	00.06 ♑	♒	♓ 18.56 ◑	06.05 ♉	♊ 17.14	♌	♍ 18.36	♏	♐
18	♎	♏ 19.53 ◑	04.01 ♐	♑	♒	♈	♉	♋	05.53 ♍	♎	♏ 20.00 ●	♐ 14.35 ●
19	♎ 23.10 ◑	♐	♐	11.53 ♒ ◑	04.53 ♓ ◑	♈ 22.54	08.32 ♊	♋ 18.56	♍	♎ ●	♐	♑
20	♏	♐	♐ 16.32 ◑	♒	♓	♉	♊	♌	11.07 ♎ ●	02.42 ♏	♐	♑
21	♏	08.09 ♑	♑	♒ 20.44	11.12 ♈	♉ 23.45	09.11 ♋	♌ 21.26 ●	♎	♏	08.15 ♑	03.30 ♒
22	11.46 ♐	♑	♑	♓	♈	♊	♋	♍	♎ 18.41	♏ 12.58	♑	♒
23	♐	♑ 18.18	03.29 ♒	♓	♈ 13.34	♊ 23.08	09.35 ♌ ●	♍	♏	♐	♑ 21.15	♒ 15.43
24	♐ 23.44	♒	♒	01.34 ♈	♉	♋ ●	♌	02.06 ♎	♏	♐	♒	♓
25	♑	♒	11.08 ♓	♈	♉ 13.16 ●	♋ 23.08	11.33 ♍	♎	05.02 ♐	01.13 ♑	♒	♓
26	♑	01.25 ♓ ●	♓	02.57 ♉ ●	♊	♌	♍	09.54 ♏	♐	♑	09.05 ♓ ◐	01.28 ♈ ◐
27	09.38 ♒	♓	♓ 15.12	♉	♊ 12.26	♌	♍ 16.38	♏	♐ 17.25	♑ 14.00 ◐	♓	♈
28	♒ ●	05.53 ♈	♈ ●	02.40 ♊	♋	01.42 ♍	♎	♏ 20.49	♑ ◐	♒	♓ 17.31	07.24 ♉
29	♒ 17.11		♈ 16.49	♊	♋ 13.13	♍	♎	♐ ◐	♑	♒	♈	♉
30	♓		♉	02.49 ♋	♌	08.03 ♎	01.24 ♏ ◐	♐	05.41 ♒	00.47 ♓	♈ 21.39	09.32 ♊
31	♓ 22.48		♉ 17.41		♌ 17.17		♏	09.20 ♑		♓		♊

11. Februar: Halbschatten-Mondfinsternis 01.44 (♌); 26. Februar: Ringförmige Sonnenfinsternis 15.54 (♓);
7. August: Partielle Mondfinsternis 19.21 (♒); 21. August: Totale Sonnenfinsternis 19.26 (♌)

2018	Jan.	Febr.	März	April	Mai	Juni	Juli	August	Sept.	Okt.	Nov.	Dez.
1	09.11	20.14	06.59	23.58	16.21			11.56		19.02		15.50
2						23.07	18.32		09.03		06.49	
3	08.24	22.48	09.22					20.52		22.13		20.56
4				07.56	03.07				13.05		10.02	
5	09.13		14.24			11.55	05.51					
6		04.58		19.02	15.50			02.33	14.55	00.20	14.03	03.50
7	13.16		23.04			22.27	13.52					
8		14.55						05.02	15.30	02.11	20.01	13.03
9	21.07			07.51	04.12		17.59					
10			10.53			05.05		05.19	16.21	05.10		
11		03.22		19.41	13.41		19.00				04.56	00.41
12	08.05		23.46			07.54		05.00	19.16	10.54		
13		16.13			19.16		18.32				16.46	13.41
14	20.43			04.27		08.21		05.58		20.18		
15			11.13		21.44		18.32		01.46			
16		03.43		09.52		08.22		09.55			05.43	01.45
17	09.33		19.58		22.48		20.43		12.09	08.37		
18		13.06		13.03		09.42		17.46			16.57	10.38
19	21.28									21.22		
20		20.13	02.08	15.28	00.12	13.30	02.14		00.53			15.36
21								05.02			00.44	
22	07.28		06.31	18.10	03.04	20.12	11.13		13.28	07.59		17.29
23		01.09						17.57			05.12	
24	14.41		09.54	21.41	07.53		22.50			15.34		18.00
25		04.07				05.30			00.05		07.39	
26	18.41		12.46		14.41			06.33		20.42		18.51
27		05.43		02.14		16.53	11.42		08.17		09.36	
28	19.59		15.31		23.20			17.36				21.24
29				08.13					14.27	00.28	12.09	
30	19.54		18.53			05.38	00.29					
31					10.28			02.31		03.43		02.24

31. Januar: Totale Mondfinsternis 14.30 ( ); 15. Februar: Partielle Sonnenfinsternis 21.52 ( ); 13. Juli: Partielle Sonnenfinsternis 04.01 ( );
27. Juli: Totale Mondfinsternis 21.22 ( ); 11. August: Partielle Sonnenfinsternis 10.46 ( )

Register

Impressum

Originalausgabe

Der Wilhelm Heyne Verlag ist ein Verlag der Verlagsgruppe Random House GmbH
www.heyne.de

Wichtiger Hinweis

Das vorliegende Buch ist sorgfältig erarbeitet worden. Dennoch erfolgen alle Angaben ohne Gewähr. Weder die Autorin noch der Verlag können für eventuelle Schäden, die aus den im Buch gegebenen Hinweisen resultieren, eine Haftung übernehmen.

Bildnachweis

Alle Bilder stammen von Stockfood, München, außer: IFA-Bilderteam, Taufkirchen: 25, 42; Mauritius, Mittenwald: 17 (Haag), 10 (Cassio); picture-alliance, Frankfurt: 12 (AKG); Zefa, Düsseldorf: 4 (G. Baden), 15, 20, 28 (Masterfile), 16 (Grace), 125 (M. Keller); privat: 8.

Redaktion
Christoph Taschner
Bildredaktion
Gabi Feld
Layout, Satz, DTP
v|Büro – Jan-Dirk Hansen, München
Coverdesign
Lore Wildpanner, München
Druck und Verarbeitung
Westermann Druck, Zwickau

Printed in Germany
Gedruckt auf chlor- und säurearmem Papier

ISBN-10: 3-453-12044-2
ISBN-13: 978-3-453-12044-0

Die Mondkalender von Helga Föger für das Jahr 2006 bei Heyne/Ludwig

Mit dem Mond leben 2006	Taschenkalender, ISBN 3-453-23527-4
Mondleben 2006	Wandkalender, ISBN 3-453-23531-2
Mondkalender für jeden Tag 2006	Taschenkalender, ISBN 3-453-23564-9
Mondkalender für jeden Tag 2006	Abreißkalender, ISBN 3-453-23565-7
Der große Mondkalender 2006	ISBN 3-453-23566-5